实用肝脏外科手术技巧与演示

Practical Liver Surgery Techniques and Demonstrations

名誉主编　刘允怡　甄作均　　　主　编　陈焕伟

SPM
南方传媒

广东科技出版社
全国优秀出版社

· 广州 ·

图书在版编目（CIP）数据

实用肝脏外科手术技巧与演示 / 陈焕伟主编. —广州：广东科技出版社，2023.7

ISBN 978-7-5359-7976-6

Ⅰ.①实…　Ⅱ.①陈…　Ⅲ.①肝疾病—外科手术　Ⅳ.①R657.3

中国版本图书馆CIP数据核字（2022）第192019号

实用肝脏外科手术技巧与演示

Shiyong Ganzang Waike Shoushu Jiqiao yu Yanshi

出　版　人：严奉强
责任编辑：黎青青　方　敏
封面设计：彭　力
责任校对：李云柯
责任印制：彭海波
排　　版：创溢文化
出版发行：广东科技出版社
　　　　　（广州市环市东路水荫路11号　邮政编码：510075）
销售热线：020-37607413
https://www.gdstp.com.cn
E-mail：gdkjbw@nfcb.com.cn
经　　销：广东新华发行集团股份有限公司
印　　刷：广州市彩源印刷有限公司
　　　　　（广州市黄埔区百合三路8号　邮政编码：510700）
规　　格：787 mm×1 092 mm　1/16　印张8.25　字数165千
版　　次：2023年7月第1版
　　　　　2023年7月第1次印刷
定　　价：398.00元

如发现因印装质量问题影响阅读，请与广东科技出版社印制室联系调换（电话：020-37607272）。

编委会

主编简介

Introduction to the author

陈焕伟，广东省佛山市第一人民医院肝脏胰腺外科主任、主任医师、教授、学科带头人、医院首席专家，中山大学医学院博士后协作导师，广东医科大学硕士研究生导师。

中国医师协会外科医师分会委员、中国抗癌协会肝癌专业委员会委员、广东省医师协会胰腺病专业医师分会副主任委员、广东省医学会肝胆胰外科学分会副主任委员、广东省抗癌协会肝癌专业委员会

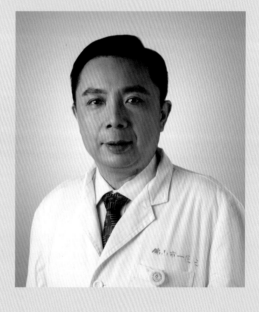

副主任委员、广东省基层医药学会肝脏外科专业委员会主任委员、佛山市医学会外科学分会主任委员、佛山市医学会肝胆胰腺外科分会副主任委员；担任《中华肝胆外科杂志》《中国实用外科杂志》《中国微创外科杂志》《中国内镜杂志》《中华肝脏外科手术学电子杂志》等杂志编委会成员，受邀担任3家国际期刊的审稿员；被聘为中国腹腔镜肝脏外科学院特邀讲师。

先后发表各类学术论文近120篇，其中在中华系列杂志上发表论文50多篇，在国际期刊上发表学术论文20多篇，其中SCI论文17篇，参与编写专著6部。曾获得多项国家级及省、市级科研基金项目立项，荣获国家实用新型专利

2项，获广东省科技进步奖三等奖2项，获佛山市科技进步奖一等奖2项、二等奖3项、三等奖5项。

2002年到香港中文大学威尔斯亲王医院学习深造，师从国际著名肝胆外科专家、亚太肝胆胰协会原主席、中国科学院院士刘允怡教授，学习国际最新的肝胆胰外科技术和理念，在国内率先开展以肝段为本的解剖性肝切除术，提高了肝癌患者无瘤生存率和远期生存率；2005年又到香港大学玛丽医院学习活体肝移植技术；2013年到台湾高雄长庚纪念医院学习肝移植技术，师从国际著名肝移植专家、中国工程院院士陈肇隆教授。自2011年开展公民器官捐献以来主持肝脏移植手术200余例。

先后荣获"佛山名医""佛山市卫生系统优秀共产党员""佛山市禅城区十佳科技人物"和佛山市第一人民医院"十佳医生"等称号，获得佛山市第一人民医院首届"陈自强医师奖"，入选广东省家庭医生协会2017年度《岭南名医录》。

擅长肝移植、肝癌、高位胆管癌、肝胆管结石、胰腺肿瘤等各种复杂肝胆胰手术，熟练掌握各种腹腔镜肝切除术及腹腔镜胰十二指肠切除术，长期从事肝癌的临床研究工作。

序
Preface

　　广东是原发性肝细胞癌的高发地区，临床医生在对肝细胞癌的诊疗过程中不断研究和实践，逐步形成了我国肝脏外科的手术特色。广东较早借鉴香港的技术和经验，在全国范围内率先开展解剖性肝切除术，使得肝细胞癌患者的生存率得到提升。近二十年来，随着现代外科精准技术的发展和手术器械的创新，肝脏手术技术也取得了长足进步。由于肝脏的解剖结构、生理病理功能复杂和临床表现多变，加之肝脏内部各种脉管错综交织，使得肝脏外科手术仍是当今腹部外科中最具挑战性的手术之一。

　　由佛山市第一人民医院肝脏胰腺外科陈焕伟教授主编的《实用肝脏外科手术技巧与演示》涵盖了肝脏的临床应用解剖、解剖性肝切除方法、肝切除术的器械选择及止血方法、肝切除术中超声的应用，以及开放性肝切除术、腹腔镜肝切除术。该书展现了陈焕伟教授在肝脏手术领域独到的见解、娴熟的手法及精湛的手术技巧。

该书是一本手术实录，选取临床典型的肝脏肿瘤案例，详细地介绍了开放肝切除和腹腔镜肝切除的手术操作主要步骤及手术技巧，并且以手术视频的方式灵活地展示了清晰、规范的手术过程。同时，该书中每个手术视频都配有详细的学习要点。

　　该书是肝胆胰外科专家陈焕伟教授深厚的理论水平和精湛的手术技巧的集中体现，具有临床实用性，是一本可供研究生、规培生及肝胆胰外科专业医师在临床实践中学习、借鉴的参考书。在此，谨向大家推荐这本书，希望大家能从此书中有所收获。

中国科学院院士

香港中文大学医学院教授

刘允怡

前言
Foreword

肝脏外科是普外科的亚专科之一，是最具有挑战性的临床学科之一。它从20世纪50年代的"医学禁区"发展到现在"精准肝脏外科时代"，得益于国内外众多肝胆胰外科学家的不断努力研究和实践。肝脏解剖复杂，局部脉管丰富，对术者的解剖知识、影像学判断、手术技巧及围手术期处理等都有较高要求。

肝细胞癌是我国华南地区常见疾病，根治性肝切除术仍是目前治疗肝细胞癌的首选方式。广东省佛山市第一人民医院于20世纪70年代开展肝切除术，90年代初开展腹腔镜肝胆手术。笔者有幸于2002年到香港中文大学威尔斯亲王医院学习深造，师从国际著名肝胆外科专家、中国科学院院士刘允怡教授，学习国际最新的肝胆胰外科技术和理念，在国内率先开展以肝段为本的解剖性肝切除术，在广东省具有较大影响力。

最近10余年是腹腔镜肝切除技术飞速发展期，腹腔镜肝切除技术逐步进入成熟期。2016年，笔者率先在国内开展腹腔镜肝门板下降技术，该技术破解了腹腔镜下局部肝血流阻断技术难题，为精准肝段切除提供了技术保障。腹腔镜肝切除与开放肝切除相辅相成，相互促进。同时，得益于网络技术的进步，各种手术视频直播与手术录像交流日益增加，使得肝胆专科医生可以更加方便、直观、生动地学习规范的精准肝切除技术。目前，腹腔镜肝切除朝着规范化、精准化方向发展，极大地降低了腹腔镜手术的风险，促进了腹腔镜肝切除技术的普及。

本书以丰富的临床资料和实践经验为基础，通过图文与手术视频相结合的方式展现了各种规范的手术流程。本书重点介绍开放性肝切除和腹腔镜肝切除的规范手术操作步骤与流程，涵盖肝S1～S8段的手术方式及联合肝段切除方式。手术入路包含经典入路与前入路肝切除等不同入路。该书结合笔者多年术中超声应用体会，总结了术中超声在肝切除中的应用技巧。同时，书中配有详细的影像学资料及标记突出的学习要点，有助于读者深入理解。本书结构层次分明，语言简洁，视频清晰，主要供规培生、研究生、进修生及肝胆外科医生参考。

笔者根据自己30年的临床工作经验，组织科室骨干力量撰写本书。年轻的读者更加喜爱以观看视频的方式学习新技术，希望本书中大量便利化、规范化的手术视频能够给广大读者一点启迪。

在此，感谢刘允怡院士担任名誉主编并作序，感谢广东科技出版社的大力支持和帮助！感谢所有参与视频剪辑、图文排版和文字编校的成员，是你们的通力合作，才使得本书顺利完成。由于笔者临床经验和学术水平有限，书中难免有不足之处，恳请斧正！

广东省佛山市第一人民医院

陈焕伟

目录
Contents

上篇　总论

上篇
总论

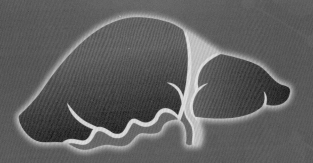

1888年，德国外科医生Langenbuch成功地完成世界上第一例择期肝切除手术，开现代肝脏外科手术先河。1991年，美国妇产科医师Reich报道了世界上第一例腹腔镜肝切除术。1994年，我国周伟平报道了国内首例腹腔镜肝切除术。2004年，腹腔镜肝切除术经过10年的发展，逐步成熟。到2006年，国内外学者逐渐统一认识并制定了腹腔镜肝切除术的适应证与禁忌证，为国内外腹腔镜肝切除术进入推广应用期打下了坚实的基础。从2007年至今，腹腔镜肝切除术在全世界范围内不断得到推广和应用。经过130多年的发展，现代肝脏外科无论是诊断技术还是手术技术，都取得了极大的进步。而肝切除的范围已由肝边缘、浅表病变的局部切除扩大到半肝乃至尾状叶的解剖性肝切除，从最初的良性病变发展到肝脏各种恶性肿瘤根治术。

肝脏外科的发展历史就是一部与肝脏出血作斗争的历史，而腹腔镜下肝脏止血困难一度限制了腹腔镜技术的发展。腹腔镜肝脏切除涉及适应证的选择、穿刺孔的布局、肝脏的暴露、肿瘤的准确定位、肝脏血流阻断、断肝器械选择与技术等具体技术细节，每个环节需把握到位，腹腔镜肝切除术才能做到游刃有余。然而，肝脏、胆道的解剖生理复杂，位置深，其内部和周围各种脉管交织，而且肝脏疾病的病理和临床表现极为复杂，因此，肝脏外科手术仍在消化外科手术中最具有挑战性。

精准外科是21世纪在人文医学、微创外科、循证医学和个体化治疗都得到发展的背景下，依托当前高度发达的生物医学和信息科学技术而形成的一种全新外科理念和技术体系，旨在追求以最小创伤获取最大脏器保有和最佳治疗效果。近10年来，随着精准肝脏外科理念的提出，以精准为目的的各种技术不断发展和创新。佛山市肝脏外科微创治疗中心较早地在国内开展超声引导下解剖性肝切除及腹腔镜解剖性肝切除研究，并长期得到中国科学院院士刘允怡教授的指导，经过10多年的探索实践，在肝解剖及肝切除方面积累了丰富的经验，多次成功举办肝解剖与肝切除学习班。

为了使更多肝脏疾病患者从肝脏外科手术中获益，必须让更多外科医生，特别是基层医院的肝脏外科医师掌握相关的技术。鉴于此，笔者及其团队录制并整理了日常工作中有关肝脏手术的视频及其他资料，以供肝脏外科医生在临床工作中学习和借鉴。本书以多媒体视频为载体，充分展示了肝脏手术的内涵及特色，弥补了纯文字描述的不足。

本书全部含录像的手术均由陈焕伟教授主刀完成，参编的各位成员均为佛山市第一人民医院长期工作在临床一线的肝脏外科医生，他们全程参与患者的围手术期管理及手术，对本书涉及内容有深刻理解。

第一章 肝脏的临床应用解剖

1654年，英国学者Glisson首次精确描述了肝脏血管的解剖，揭开了肝脏解剖研究的序幕。1908年，Pringle报道了"肝门阻断法"，使肝脏外科得到了进一步发展。1957年，Couinaud等报道了肝段解剖，开启了现代肝脏外科的大门。对肝脏解剖认识的不断加深促进了现代肝脏外科的发展。随着肝脏解剖学和生理学研究的进展，先进的肝脏外科手术方法已在临床中得到广泛应用。

第一节 肝脏的大体解剖

解剖是外科手术的基础，熟练掌握肝脏解剖学知识是肝脏外科医师成功开展肝切除术的前提和关键。国际上，有两种常用的肝脏解剖和肝脏外科手术术语命名法，分别是Healey的动脉胆管系统肝段划分法和Couinaud门静脉肝段划分法（图1-1）。前者是美国术语命名方法，后者是欧洲术语命名方法。由于肝脏解剖和肝脏外科手术术语在国际上没有统一，初学者常常感到困惑，容易混淆，并且不利于国际间的学术交流。在我国刘允怡院士等医学家的努力下，国际肝胆胰协会（International Hepato-Pancreato-Biliary Association，IHPBA）于1998年12月在瑞士伯尔尼举行会议，提议对肝脏解剖及肝脏外科手术术语采用统一的、国际认可的命名方法。该术语命名方法最终经IHPBA于2000年5月在澳大利亚布里斯班举行的世界大会讨论通过，称为"布里斯班2000肝脏解剖和肝切除术术语命名系统"。本书采用国际肝胆胰协会推荐使用的"布里斯班2000肝脏解剖和肝切除术术语命名系统"对肝脏解剖及肝脏外科手术术语进行描述。根据该命名系统，肝脏可分为两部分：主肝和尾状叶。主肝被分为三级结构：半肝、区、段。每一个肝段是一个独立的单位，拥有独立的动脉、胆管系统、门静脉的血液供应及肝静脉的回流。因此，肝段可以单独或与其相邻的肝段一并被切除。

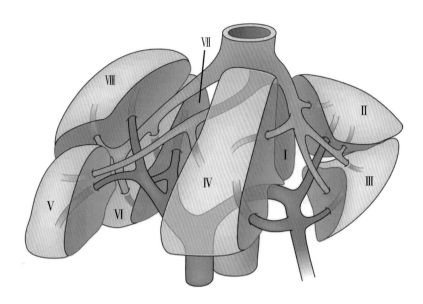

图1-1 Couinaud门静脉肝段划分法Ⅰ～Ⅷ肝段

（引自*Sabiston Textbook of Surgery*）

临床上可根据肝扇区、段的划分对肝的疾病进行较为精确的定位诊断。临床上实施解剖性肝切除时，应遵循肝脏解剖学间隙进行肝脏切除术。根据切除的范围和部位不同，分为左半肝切除、右半肝切除、肝脏扇区切除和肝段切除等。而肝脏外科医生必须全面、详细地掌握肝脏外科的基础概念及知识，才能在开展肝脏外科手术时，做到胸有成竹、游刃有余。

一、主裂或正中裂

其在肝脏表面投影的行迹是在肝脏的后面，起自下腔静脉左缘，止于肝脏前面胆囊的中点，再沿胆囊转至第一肝门。在肝的表面以胆囊窝和腔静脉沟为分界。裂内有肝中静脉走行。此裂将肝分为左、右半肝，直接分开相邻的左内叶与右前叶。

二、左叶间裂

位于正中裂的左侧，起自肝前缘的肝圆韧带切迹，向后上方至肝左静脉汇入下腔静脉处连线的平面。在膈面相当于镰状韧带附着线的左侧1cm，在脏面以左纵沟为标志。裂内以肝左静脉的左叶间支走行。此裂将左半肝分为左外叶和左内叶。

三、右叶间裂

右半肝有右叶间裂，位于主裂的右侧，其在肝面的行迹起自下腔静脉右缘，循肝面向右下行，经胆囊与肝右前下角之间的中部或在主裂与肝右前下角之间的肝下缘的中、右

1/3 段交点处，转至肝脏的后下面，再斜向横沟右侧到下腔静脉的右侧。裂内有肝右静脉走行。此裂将右半肝分为右前叶和右后叶。

四、左段间裂

相当于自肝左静脉汇入下腔静脉处与肝左缘的中、上1/3交界处连线的平面。裂内有肝左静脉走行。此裂将左肝外叶分为上、下两段。

五、右段间裂

在肝脏面相当于肝门横沟的右端与肝右缘中点连线的平面，再转到膈面，向左至正中裂。此裂相当于门静脉右支主干平面，分别将右肝前、后叶分为上、下段。

六、背裂v

位于尾状叶前方，将尾状叶与左内叶、右前叶分开。此裂起自第二肝门，下至第一肝门，在肝上形成一弧形线。

七、肝门

肝脏不同于其他器官，它处于内脏循环与体循环连接的枢纽位置上，其中接受内脏血液循环进入的"门"，称为第一肝门；静脉血流出的通道，称为第二肝门；而肝下后静脉汇流至下腔静脉的部位，称为第三肝门。

（一）第一肝门

肝动脉、门静脉、肝胆管、神经及淋巴管在肝脏面横沟各自分出左、右支进入肝实质内，被称为第一肝门。在肝门处，肝管在前，肝动脉居中，门静脉在后，呈倒"品"字形结构。此外，左、右肝管的汇合点最高，左、右门静脉的分叉点稍低，肝固有动脉分叉点最低。肝门部相应动脉、门静脉和胆管组成的结构称为"门脉三联"或"肝蒂"。右侧的肝蒂在进入肝脏实质前，有1.0～1.5cm走行在肝外，而左侧肝蒂在肝外3～4cm。

（二）第二肝门

在膈面，肝左、中、右静脉在肝上、下腔静脉处汇合，被称为第二肝门。肝右静脉走行在肝右叶间裂，将右半肝分为右前叶与右后叶，肝右静脉在汇入下腔静脉前，一般只有1cm的肝外段。肝左静脉走行在左叶间裂，肝中静脉走行在正中裂。肝左静脉与肝中静脉通常在肝内汇合形成共干后汇入下腔静脉左侧。

（三）第三肝门

第三肝门指右肝及尾状叶直接汇入下腔静脉的肝短静脉，其数目和大小不等。部分病例还会遇到较粗大的肝右后下静脉，引流右肝叶后段。分别离断肝短静脉后，在下腔静脉前方"无血管区"向头侧分离可以直通第二肝门的腔静脉沟，打通"肝后隧道"。

八、肝周韧带

肝脏表面的腹膜返折，被称为肝周韧带。肝脏借助其周围的韧带固定于腹上部。左、右两侧各有三角韧带和冠状韧带，前方有镰状韧带，下方有肝胃韧带、肝十二指肠韧带，背面则有肝脏裸区的结缔组织、下腔静脉韧带和下腔静脉，将肝脏固定于腹上部膈下区。实施肝脏手术时，常需切断肝周韧带，使肝脏能充分游离；必要时还需切断肝脏与下腔静脉间的结缔组织和肝短静脉，使肝脏只有主要的肝静脉与下腔静脉相连。

（一）肝圆韧带

肝圆韧带由胎儿时期脐静脉闭锁而成，从左纵沟的前部一直延伸至脐，它是左肝外叶切除的主要标志；左纵沟的后部容纳静脉韧带，它是胎儿时期静脉导管的遗迹。

（二）镰状韧带

镰状韧带是位于膈与肝脏上面膈间的双层腹膜结构，大致呈矢状位，居前正中线右侧，侧面观呈镰刀状，与肝圆韧带相连。

（三）冠状韧带

冠状韧带由前、后两层腹膜形成，前层由裸区前上缘反折至膈下的腹膜；后层自肝下向后至肝裸区下缘，然后反折至膈下的腹膜。

（四）三角韧带

冠状韧带向左、右移行可分为左、右三角韧带。右三角韧带为一短小的"V"形腹膜皱襞，连于肝右叶的后面与膈之间。左三角韧带位于肝左叶的上面与膈之间，通常含有肝纤维附件。

（五）静脉韧带

静脉韧带是静脉导管的纤维残迹，它从门静脉左支横部和脐部连接处走行至肝中静脉和肝左静脉形成共干汇入下腔静脉处，与肝圆韧带一道形成肝左外区和左内区的分界。其将尾状叶分成Spiegelian叶、腔静脉旁部、尾状突。

九、肝门板系统

肝门板系统是指在第一肝门由纤维板构成的包绕血管与胆管的纤维层，是肝门横沟处增厚的肝包膜（图1-2）。肝门板与肝十二指肠韧带的纤维包膜相连。广义的肝门板系统包括胆管汇合处上方的门板、与胆囊相关的胆囊板、位于肝左静脉脐部上方的脐板，以及覆盖静脉韧带的Arantian板。左、右肝管汇合于肝门板处。在肝门板的左侧，肝中动脉从肝左动脉分出后，经脐板走行，其背侧为门静脉左支；在肝门板的右侧，肝右动脉走行在胆囊板和肝门板之间，门静脉右支在进入Glisson鞘之前，则走行在肝右动脉后侧。刘允怡院士在《肝切除与肝移植应用解剖学》一书中指出，Glisson鞘这个术语仅指越过肝门的肝内部分的Glisson囊。胆管和血管的分支在进入特定扇区或肝段的Glisson鞘之前，可以在肝门板系统中继续分支。

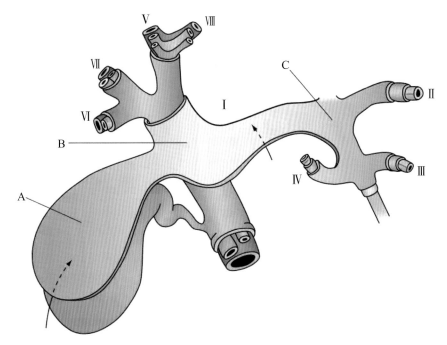

Ⅰ～Ⅷ肝段：A胆囊板；B肝门板（左右肝管汇合部、肝方叶基底部）；C脐静脉板（门静脉脐部头侧）

图1-2　肝门板系统

第二节　肝脏切除术的术语命名

肝脏第一级划分以肝中界面为平面，肝中静脉走行于此平面（图1-3）。肝脏第一级划分见表1-1。

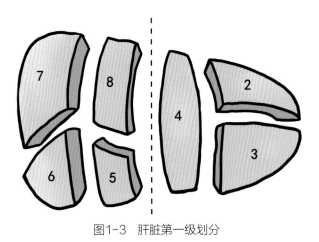

图1-3　肝脏第一级划分

表1-1　肝脏第一级划分

解剖名称	Couinaud肝段	手术名称	图示（红色表示相应区域）
右半肝或右肝	Sg 5～8（+/- Sg 1）	右半肝切除术或右肝切除术（需标明+/- 1段）	
左半肝或左肝	Sg 2～4（+/- Sg 1）	左半肝切除术或左肝切除术（需标明+/- 1段）	

肝脏第二级划分以左区界面和右区界面为依据。右区界面没有表面标志，肝右静脉走行其中，左区界面内通过脐裂和镰状韧带附着线（图1-4）。肝脏第二级划分见表1-2。

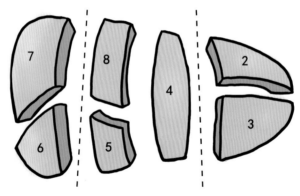

图1-4　肝脏第二级划分

表1-2　肝脏第二级划分

解剖名称	Couinaud肝段	手术名称	图示（红色表示相应区域）
右前区	Sg 5，Sg 8	右前区肝切除术	

（续表）

解剖名称	Couinaud肝段	手术名称	图示（红色表示相应区域）
右后区	Sg 6，Sg 7	右后区肝切除术	
左内区	Sg 4	左内区肝切除术 或 切除4段术 或 4段肝切除术	
左外区	Sg 2，Sg 3	左外区肝切除术 或 2，3段肝切除术	
右半肝加左内区	Sg 4～8（+/- Sg 1）	右三区肝切除术 或 扩大右肝切除术 或 扩大右半肝切除术 （需标明+/- 1段）	
左半肝加右前区	Sg 2～5，Sg 8（+/- Sg 1）	左三区肝切除术 或 扩大左肝切除术 或 扩大左半肝切除术 （需标明+/- 1段）	

　　肝脏第三级划分以肝段之间的界面为依据，其表面没有标志，也没有主要结构在这些平面内走行（图1-5）。肝脏第三级划分见表1-3。

　　以上划分参考刘允怡院士主编的《肝切除与肝移植应用解剖学》。

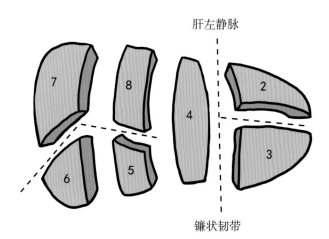

图1-5　肝脏第三级划分

表1-3　肝脏第三级划分

解剖名称	Couinaud肝段	手术名称	图示 （红色表示相应区域）
1～8段 （如6段）	Sg 1～8中 任何一个段	如6段肝切除术	
2个相邻 的肝段	Sg 1～8中任意 两个相邻的段	如5，6段肝切除术	

第二章　解剖性肝切除方法

第一节　解剖性肝切除方法概述

解剖性肝切除是指沿解剖学上的界面来切除相应的肝区或肝段，是以肝段为本的肝切除。解剖性肝切除是精准肝脏外科的重要组成部分，准确判定拟切除肝段的边界是实施解剖性肝切除的前提和关键。根据肝脏解剖学标志，联合术中超声定位技术、区域性入肝血流阻断技术、目标肝段门静脉染色技术以及以肝静脉为导向的肝实质离断技术，可以在术中精准地确定肝脏切面并引导切面走向。解剖性肝切除的效果应以肝脏切面标志血管的显露和剩余肝组织的缺血区域或淤血区域来判定。由于选择肝脏的解剖界面来离断肝脏，避开了大的血管及胆管分支，故只需要在断肝结束时离断支配肝叶的相应肝静脉和肝蒂分支，就可有效地减少术中出血和术后胆漏。在肝癌治疗领域，解剖性肝切除的优势在于完整切除荷瘤肝段或扇区，同时将供应荷瘤肝段（扇区）的门静脉系统完整移除，从而最大限度地减少亚临床转移灶，减少肿瘤残留和术后复发，提高患者长期生存率。

第二节　肝血流阻断方法

肝切除手术过程复杂、难度大，如何有效、安全、迅速地控制术中出血，防止意外大出血的发生，是肝脏外科医生的首要目标。目前，用于控制肝切除术中出血的方法很多，如全入肝血流阻断、选择性入肝血流阻断、选择性出肝血流阻断、全肝血流阻断及选择性全肝血流阻断等。每一种血流阻断方法都有其优缺点，并且适应证不尽相同。术者应熟练掌握各种血流阻断方法的优缺点，根据肿瘤性质、肝硬化程度及肝切除术式的不同，以及降低术中失血量、输血量、肝功能损害及术后并发症发生率的原则，选择最佳的血流阻断方法。

一、全入肝血流阻断（Pringle法）

为了控制术中出血，澳大利亚的Pringle教授于1908年首先报道通过压迫肝十二指肠韧带来完全阻断入肝血流，即全入肝血流阻断，也称Pringle法。此技术一直被沿用至今，广泛应用于肝切除术中。其优点有：①无须解剖第一肝门即可完全阻断入肝血流，操作方法较为简单；②紧急情况下可快速减少肝断面出血。但其缺点是会引起健侧肝脏缺血-

再灌注损伤和胃肠道淤血，不适合长时间阻断。Pringle法分为间歇性Pringle法和连续性Pringle法，目前间歇性Pringle法在肝切除术中应用较广泛。为了减少缺血-再灌注损伤及由其所导致的不良预后，需严格控制阻断时间。对于不合并肝硬化患者，单次阻断时间为15～20min；对于合并肝硬化患者，一般间歇阻断15min，开放5min，可反复操作。对于不同阻断时间是否对肿瘤术后复发产生影响，还需进一步研究。此外，对于阻断后止血效果不佳的患者，应考虑到有胃左动脉发出的粗大副肝左动脉/代替肝左动脉的存在，必要时应加以阻断。

二、选择性入肝血流阻断

选择性入肝血流阻断，也称区域性入肝血流阻断（图2-1）。其优点为：①健侧肝脏的血流不受影响，避免了胃肠道淤血、水肿的发生；②病变肝脏与正常肝脏之间可出现明显的缺血界限；③残余肝脏组织供血不受影响，避免了缺血-再灌注损伤，并且血流阻断时间不受限制。此技术的缺点是：未阻断的肝脏断面可能会出现持续出血。根据是否打开Glisson鞘，选择性入肝血流阻断可分为Glisson鞘内解剖法与Glisson鞘外解剖法。Glisson鞘内解剖法需要打开Glisson鞘，分别游离出肝动脉、门静脉和胆管，再行阻断。此法的优势在于可以做到精细的解剖与可靠的阻断，但对操作者的技术要求较高，特别是在腹腔镜下操作时。而Glisson鞘外解剖法是在肝内解剖出完整的Glisson鞘后再加以阻断，此法相比于Glisson鞘内解剖法，操作更简单，其关键在于下降肝门板。

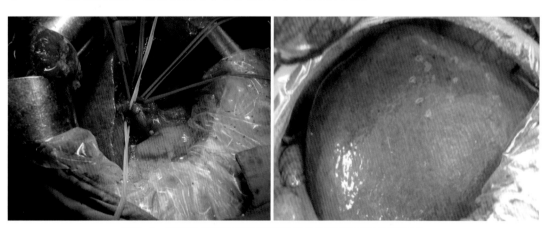

图2-1　选择性阻断右前肝蒂后右前区肝组织呈缺血性改变

三、选择性出肝血流阻断

选择性出肝血流阻断，也称区域性出肝血流阻断（图2-2）。在切肝前游离肝周韧带，暴露肝静脉的起始部，解剖患侧肝静脉，予以结扎后离断。对于肝动静脉起始部紧靠肝实质，难以在肝外解剖游离肝静脉的患者，不建议强行实施选择性出肝血流阻断。理由是该操作容易损伤肝静脉甚至下腔静脉，导致难以控制的大出血，甚至危及患者的生命。

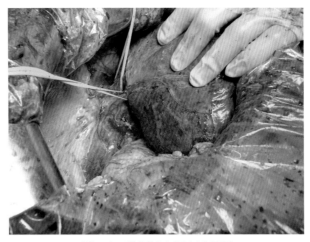

图2-2　选择性出肝血流阻断

四、全肝血流阻断

全肝血流阻断最初由Heaney于1966年报道，也称肝血管完全血流阻断，即联合Pringle法阻断入肝血流及肝上、肝下下腔静脉，使肝脏处于无血状态（图2-3）。其简要步骤是先利用Pringle法阻断入肝血流，然后钳夹肝静脉上方的下腔静脉；在确认患者对双重阻断耐受的情况下，再行肝下钳夹肾静脉上方的下腔静脉，实现全肝血流的完全阻断。此方法的血流控制较好，避免空气栓塞，术野出血少，有利于肝切除过程中的精细解剖，多适用于肿瘤侵犯下腔静脉、第二肝门或存在下腔静脉癌栓等复杂手术中。全肝血流阻断技术操作难度大，并且对全身血流动力学的影响也较大，需要经验丰富的肝外科医生及麻醉医师协助。在行全肝血流阻断的过程中，如发现患者不能耐受实验性钳夹，或者预计全肝血流阻断的时间超过1h，为了防止肠道淤血及循环不稳定，应联合应用静脉–静脉转流术，以便最大限度地保证患者的安全。

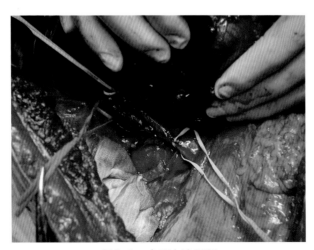

图2-3　全肝血流阻断

五、选择性全肝血流阻断

鉴于全肝血流阻断对全身血流动力学有较大的影响，并且会增加患者术后并发症的发生率，有研究提出了选择性全肝血流阻断技术。选择性全肝血流阻断技术首先阻断入肝血流，在此基础上阻断肝右静脉和肝中静脉/肝左静脉的共干（图2-4）。此方法的优点是在不阻断下腔静脉血流的情况下，实现了全肝血流阻断，同时又避免了因阻断下腔静脉引起的血流动力学的紊乱。但选择性全肝血流阻断技术也存在缺点，其对肿瘤侵犯下腔静脉及肝静脉的效果欠佳，而且在游离肝静脉分支时存在一定的技术难度，若操作不当，则会导致肝静脉破损。

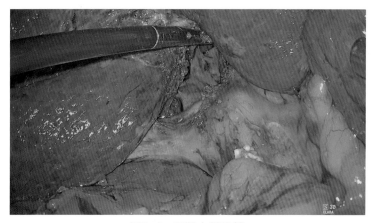

图2-4　显露右前肝蒂

六、降低肝门板半肝血流阻断

降低肝门板半肝血流阻断技术最早由Hepp和Couinaud于1956年报道，即将4段肝拉向上方，切开其基底部的Glisson鞘，从而清晰显露肝门结构（图2-5）。该技术目前广泛应用于开腹肝切除手术半肝血流阻断，其能简化手术流程。肝内的主要肝管道走行在以肝门板为基底部，然后向肝内延伸。降低肝门板可帮助解剖右/左肝蒂，降低肝门板半肝血流阻断可降低断肝时出血量和安全延长术中阻断的时间。在开腹肝切除手术中，降低肝门板的主要操作步骤为：沿肝总管行径向肝门解剖，打开肝十二指肠韧带，暴露左、右肝管汇合部，在其上方肝被膜上用电刀打开一小口，插入直角钳，在肝实质中、Glisson鞘外行钝性分离。确认无阻力后从肝十二指肠韧带后方、门静脉分叉部和尾状叶交界处穿出，带入阻断带，收紧即达到阻断半肝血流的目的。腹腔镜下亦可采用类似方法使肝门板下降，运用金手指或者直角钳从左、右肝蒂的分叉部入手，沿尾状叶方向环绕分离左、右肝蒂，游离出来的相应肝蒂可用预阻断带或者直接用内镜下直线切割闭合器断。对肝蒂的离断一般在肝脏实质离断之后实施，而且在离断之前还需反复确认，避免离断时发生保留侧的重要管道损伤。2014年，佛山市肝脏外科微创治疗中心最早在国际上报道将降低肝门板半肝血流阻断技术应用于腹腔镜肝切除，Glisson鞘外下降肝门板通常只需15～20min，这缩短了肝蒂分离时间，加快了断肝过程，降低了血管及对侧胆管的损伤风险。该技术的成功推广，加速了腹腔镜肝切除技术的发展（图2-6）。

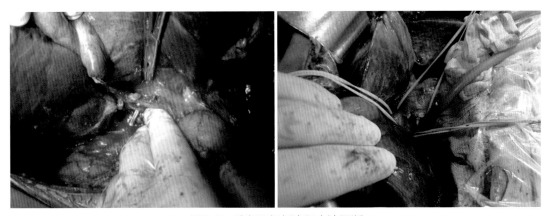

图2-5　降低肝门板半肝血流阻断

Chen et al　　　　Surg Laparosc Endosc Percutan Tech • Volume 00, Number 00, ■■ 2017

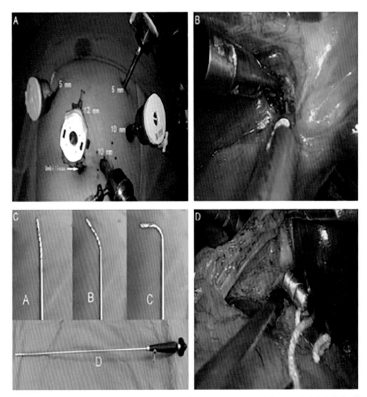

FIGURE 1. A, Port sites. B, A small incision was made in the capsule above the left portal pedicle by Harmonic Scalpels. C, Tip of the Goldfinger dissector with precise articulation. This instrument can be flexed between 0 (neutral position) and 90 degrees. A, 0 degree (neutral position); B, 45 degrees; C, 90 degrees; D, overview of the Goldfinger dissector. D, A second incision was made in the caudate lobe, just inferior to the Arantius ligament. A blunt instrument, the "Golden Finger," was inserted between the liver parenchyma superiorly and the liver plate inferiorly (lowering of the liver plate) to isolate the left pedicle.

RESULTS

Seven patients were hepatitis B carriers and 4 had cirrhosis. The baseline characteristics of the patients are shown in Table 1.

injury in the remnant liver. Hemihepatic vascular inflow occlusion avoids this problem[7,8] by selectively interrupting the arterial and portal blood inflow to the ipsilateral hemiliver

图2-6　佛山市肝脏外科微创治疗中心在国际上报道腹腔镜降低肝门板半肝血流阻断技术

第三章 肝切除术的器械选择及止血方法

第一节 肝切除术的器械选择

随着肝脏外科的发展，各种断肝器械、技术不断涌现，如超声乳化吸引刀（CUSA）、水刀、Tissuelink电刀、结扎速血管闭合系统（LigaSure）、内镜下直线切割闭合器（Endo-GIA）等及指捏法、血管钳精细钳夹法等断肝技术。这些先进手术器械、断肝技术的应用，都基于同一目的，即快速离断肝实质、减少出血量、封闭胆管以避免术后胆漏等并发症发生。

一、超声刀

在肝实质离断过程中，超声刀是目前应用最广泛的能量器械（图3-1）。超声刀的工作原理是利用超声波使组织细胞中的水分瞬间汽化，蛋白质氢键断裂，细胞崩解，从而切开组织，机械振动引起的摩擦热能同时进行凝固止血。对于≤3mm的管道，可以直接用超声刀凝闭；对于>3mm的管道，宜用细丝线结扎或用钛夹、Hem-o-lock夹闭后离断。如何让超声刀发挥出最大的断肝效能？首先应该注意以下几点：①在肝实质离断过程中，应由近及远、由浅入深，层层推进，切忌隧道式分离，勿一次插入肝实质太深；②钳夹肝实质时需逐步闭合刀头，遵循"小步慢走，逐步啃食"的原则，切忌大口快进；③保持创面的干净，及时吸净出血，切忌在血泊中使用超声刀；④及时清除刀头焦痂，定时冷却，切忌粗暴使用刀头；⑤在肝门血流阻断的情况下使用超声刀，效果更佳。

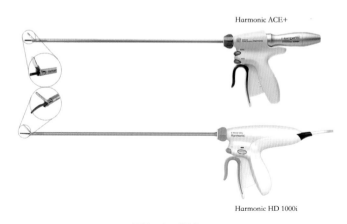

图3-1 超声刀

二、超声乳化吸引刀

超声乳化吸引刀由美国Cooper公司研发，是肝脏外科重要的手术工具（图3-2）。其工作原理是利用超声波对人体组织的热效应、机械效应和空化效应等原理，将要切除的肝组织粉碎，再经冲洗液与切除组织碎屑混合乳化，经超声探头上的吸引装置吸除。肝脏是富含水分及低张力的组织器官，在离断肝实质时，当超声刀头接触肝脏组织时，超声频率发生器使刀头以超声频率进行机械振动，发生空化效应，而那些富含高胶原纤维的组织细胞（血管、胆管）则与超声波一起振动，但不产生空化效应。结合CUSA的冲洗和吸引功能，可清楚显示断面的各种管道，使解剖层次清晰。外科医生根据自己的专业判断，对需要切除的胆管、血管予以结扎和离断，避免误伤血管而导致大出血。CUSA应用优点在于：①CUSA采用独特的能量转化技术，将主机输出的电能高效地转化为刀头的机械能，从而有效避免刀头局部热能过高导致形成静脉血栓；②CUSA无须阻断肝门血流即可完成肝实质离断，避免了肝脏的缺血-再灌注损伤；③CUSA能清晰分辨及分离肝内管道系统，辅以高频电刀凝闭止血，可减少术中钳夹的盲目性，减少术中、术后出血、胆漏等并发症。笔者认为，对于严重肝硬化的患者，由于肝实质较硬，难以完全粉碎，应用CUSA的效果欠佳。

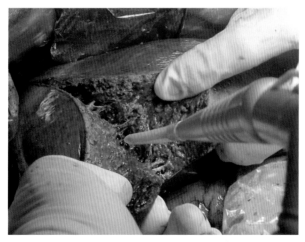

图3-2　超声乳化吸引刀在肝脏手术中的应用

三、结扎速血管闭合系统

LigaSure技术提供了一种独特的压力和能量组合，从而产生融合带，使脉管和组织融合（图3-3）。脉管闭合技术融合了血管壁的内膜，从而完全封闭管腔。由于胶原蛋白的重塑，闭合带均一且富有弹性，可承受3倍以上的正常收缩压。LigaSure能凝闭7mm及以下的静脉、动脉及淋巴管的组织束。LigaSure以最小的热传导、较少的粘连和焦痂，达到可靠的、一致的、永久性血管壁融合目的。其具有闭合血管效果明显、速度快、产烟少等优势。但其缺点是刀头圆钝，难以离断肝实质，刀头操作的灵活性及精细性逊于超声刀。

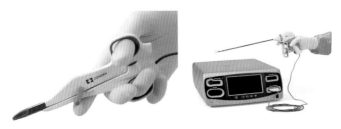

图3-3　开腹及腔镜用LigaSure

四、彭氏多功能手术解剖器

彭氏多功能手术解剖器（Peng's multifunction operative dissector，PMOD）是我国著名外科专家彭淑牖教授设计的用于离断肝脏的手术器械（图3-4）。PMOD是将高频电刀、吸引器和推剥器相结合的多功能解剖器，能解剖出肝内的管道结构，并根据管道的粗细不同，予以电凝或钳夹处理。其集刮碎、钝切、吸除、电凝四项功能于一体，能及时吸除组织碎屑、积血、积液及电灼产生的烟雾，保证术野清晰，术中不需频繁更换器械，大大缩短手术时间。PMOD造价低廉，能同时实现切割、吸引及电凝等状态，适合在基层医院推广。在应用PMOD时电刀需调到大功率状态，在吸引状态下应用持续的刀头烧灼可处理大部分断面的出血。PMOD的主要缺点在于反复烧灼时解剖器管道内积血会结痂阻塞管道，器械护士需不断清理器械内结痂。

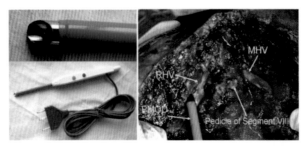

MHV—肝中静脉；RHV—肝右静脉；PMOD—彭氏多功能手术解剖器；Pedicle of Segment Ⅷ—8段肝蒂
图3-4　彭氏多功能手术解剖器及应用

五、内镜下直线切割闭合器

机械性吻合闭合技术在肝脏外科中的应用最初始于肝囊肿或肝包虫囊肿–空肠吻合术，随后逐渐应用于肝切除术中。内镜下直线切割闭合器带有切割装置，即在两排钉子之间装有刀刃，可同时切割和钉合组织，并且可针对不同长度或厚度的组织选择不同类型的钉子，不仅可用于肝蒂和肝静脉主干的离断，还可以用于肝实质的离断，避免手工缝合不彻底所导致的难以控制的大出血，提高手术安全性。佛山市肝脏外科微创治疗中心率先采用血管切割闭合器五枪法行前入路右半肝切除术，即利用切割闭合器分别离断肝中静脉

Ⅴ段和Ⅷ段分支、右肝蒂、尾状叶及肝右静脉（图3-5、图3-6）。与传统手术方法相比，采用该方法行右半肝切除安全、便捷，术中出血少，大大缩短断肝的时间，并且不增加术后住院时间和并发症发生率，但缺点是费用较高。

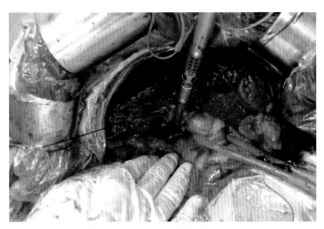

图3-5　Endo-GIA离断右肝蒂

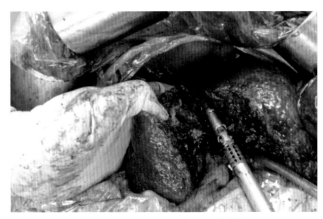

图3-6　Endo-GIA离断肝右静脉

六、Kelly钳精细钳夹法

钳夹压碎技术于1974年被首次报道，已使用数十年，至今仍是许多外科医生的标准肝实质离断手段。血管钳精细钳夹法是主要的切肝技术之一，其优势在于无须特殊设备、经济、操作简单且能达到精细操作水平，可以选择Pean钳或Kelly血管钳进行切肝（图3-7）。其技术要点是：①标记好切肝范围；②肝断面两侧需保持适当的张力，使肝组织被夹碎后暴露出的管道易于处理，但不能因牵拉过度撕裂肝静脉从而引起出血；③每次钳夹肝组织的操作范围限制在1cm左右，暴露肝内的条索状管道，避免因发生较大范围的损伤性出血而影响手术操作；④除极其细微的管道用电凝方式离断外，其余用丝线结扎、肽夹钳夹或普理灵缝扎后离断；⑤离断肝实质至较深部位时，可采用"花生米"或缠绕纱布的压肠板辅助暴露操作空间，肝断面的渗血利用吸引器小心吸引，以保持断面清洁；⑥操作过程中要特别注意肝静脉属支及主干的暴露与处理，以防撕裂导致出血难以处理。在缺少CUSA等先进设备条件的医院，Kelly钳精细钳夹法仍然值得推广和应用。当然，外科医生只有在熟悉肝脏解剖、生理病理和熟练掌握术中血流控制技术等方面的知识和技巧的前提下，才能很好地运用该方法进行切肝手术。

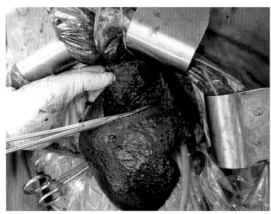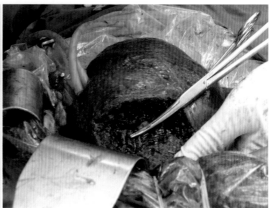

图3-7　Kelly钳精细钳夹法

第二节　肝断面的止血方法

肝切除术绝大多数并发症与术中大出血或术中止血不当导致术后大出血有关。因此，肝切除术中能否有效、确切地止血是决定手术成败最为关键的因素之一。随着肝脏外科技术的发展及临床经验的积累，现代肝脏外科总结出一套术中止血方法和技巧，可有效避免一系列并发症的发生，从而提高手术的成功率。

一、缝合

缝合是外科医生的基本技能之一，掌握实用的缝合技术也是实现肝切除中彻底止血的有效途径。术中应仔细止血，对易出血的部位，如肝周韧带、肝裸区、后腹膜粗糙面、右肾上腺区及肝断面应彻底止血。在肝实质离断之后可用生理盐水对肝断面进行冲洗，仔细观察肝脏断面有无活动性出血、渗血及胆漏，如发现有出血点及胆漏，应及时用Prolene线缝扎。

二、能量外科器械

能量外科器械，如超声刀、超声乳化吸引刀、彭氏多功能手术解剖器、百克钳等在行肝实质离断时，能凝固闭合肝内小血管，可显著减少术中肝断面的出血，是减少肝断面出血的有效手段。合理或联合使用这些器械辅助切肝能够更有效地减少断肝过程中的出血，以达到减少术中出血的目的。能量外科器械的发展使得腹腔镜肝脏切除手术成功实施，给肝脏外科手术带来革命性的改变。

三、生物外科

近年来，各种各样的止血材料应用于临床，如速疾纱（图3-8）、微孔多聚糖止血球、吸收性明胶海绵、生物蛋白胶（图3-9）等。肝断面的张力较大，切不可强行缝合，否则易造成术后撕裂出血。此时可用生物止血材料覆盖肝断面止血。但各种止血材料的使用应该建立在彻底止血的基础上，切不可盲目相信各种止血材料的作用而忽略了缝合止血的作用。

肝断面的出血以预防为主，其中主要包含有效的肝血流的阻断、良好的肝断面的暴露、精细的肝断面的分离、精确的肝内大血管的游离。对于肝断面中较粗的血管，建议完全游离后处理，避免在未游离血管的情况下盲目应用Hem-o-lock夹闭。盲目夹闭血管可导致血管撕裂，造成难以控制的大出血。肝断面的出血一般遵循"先烧灼、后夹闭，必要时缝合"的原则，对于肝断面的渗血可采用单极或双极电凝止血，注意需在大功率状态下持续烧灼，必要时在烧灼快要结束时喷射生理盐水冷却电凝，可防止移除电凝时焦痂撕脱出血。对于单极或双极电凝难以控制的出血，可先夹闭出血点，稍作游离后应用可吸收夹钳夹止血。对于已经发生回缩的较严重的肝静脉出血，必要时需予以普理灵或丝线缝扎。

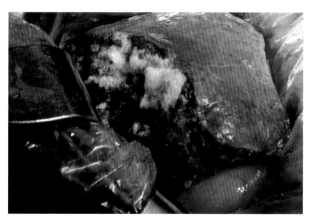

图3-8 肝断面止血材料——速疾纱

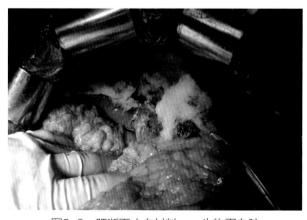

图3-9 肝断面止血材料——生物蛋白胶

第四章 肝切除术中超声的应用

第一节 术中超声概述

术中超声（intraoperative ultrasound，IOUS）由于具有实时性、灵活性、无放射性、安全性、精准性等特点，日益受到外科界和超声界的重视，已经成为指导、协助手术，恰当地改变手术方式的重要工具（图4-1）。术中超声联合肝表面标志可以帮助确定肿瘤的精确位置、要切除的肝段及切除范围，还能发现术前其他影像学检查难以发现的较小肿瘤，提高肿瘤的手术切除率，同时保护胆道、血管等重要结构，提高手术安全性。术中超声使得肿瘤与门静脉系统、肝静脉系统的关系得到了准确的三维重建，而这也是现代外科理念下制定外科治疗策略的先决条件。

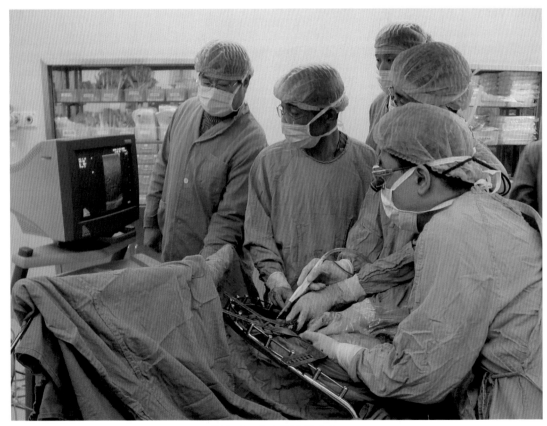

图4-1 术中超声的实施

由于术中超声检查没有腹壁和肋骨对超声波信号的干扰，术者可以更从容地掌握肝脏的解剖结构。应用术中超声寻找肝中静脉（图4-2），将肝脏分为左半肝和右半肝。肝左静脉将左半肝分为左外侧扇区分支和左内侧扇区分支，应用术中超声追踪门静脉左支有助于鉴别左外侧扇区和左内侧扇区，前者为2段分支，后者可分为3段分支和4段分支；肝右静脉将右半肝分为右前扇区和右后扇区，应用术中超声追踪门静脉右支有助于鉴别右前扇区分支和右后扇区分支，前者可分为5段分支和8段分支，后者可分为6段分支和7段分支。尾状叶在下腔静脉周围，可循下腔静脉探查尾状叶及静脉韧带。

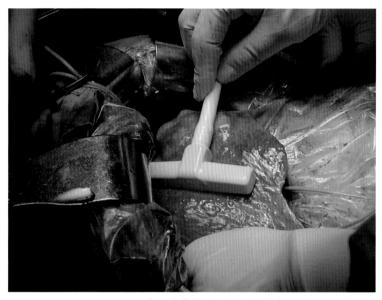

图4-2　应用术中超声寻找肝中静脉

第二节　开放性肝切除术中超声的应用

开腹后首先通过术中超声明确有无转移灶，能否触及肿瘤，然后将探头（图4-3）放在用生理盐水湿润的肝实质表面，调节超声增益及灵敏度时间控制（sensitivity time control，STC），使超声波能够从肝脏表面到肝脏深部扫描出均一肝实质的清晰图像（图4-4）。虽然没特定的超声检查顺序，但术者或医疗机构通过遵循各自设定的规范，能够减少漏诊。部分肝细胞癌是在术前检查时未发现、应用术中超声时发现了新病灶，而且对于转移性肝癌来说，应用术中超声可发现术前诊断困难的5mm以下转移灶。在确认术前诊断相关资料后，通过扫描可明确有无子灶、癌栓，以及进展的范围、肿瘤与肝内脉管的位置关系，以决定手术方式和手术计划。完成术中超声引导下肝切除术需要考虑两个主要步骤。①充分暴露手术区域，需要合适的腹部切口和充分游离肝脏，允许术者的左手能利用探头完成操作。术者的左手除了维持或牵拉脏器和控制出血外，同时也能在实时超声提供的信息的帮助下，确保准确设计肝实质预切除线并进行标记。②在超声引导下合理划分切除范围。一旦实现以上两个步骤，术者就准备好了施行术中超声引导下肝实质离断的所有条件。

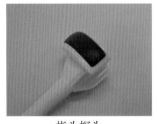 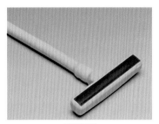

指头探头　　　　　　　　　T形探头
（扇形探头）　　　　　　　（直型探头）

Aloka Co.，频率3～6MHz
图4-3　术中超声探头

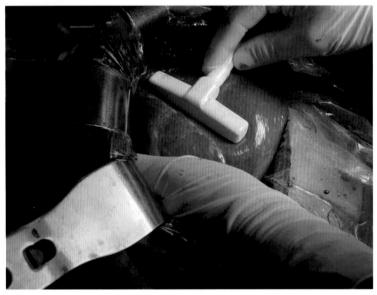

图4-4　开放性肝切除术中超声的应用

第三节　腹腔镜肝切除术中超声的应用

　　由于腹腔镜肝切除术中不能对肝脏进行触诊，从而丧失了"触觉反馈"。20世纪90年代，超声技术和腹腔镜技术的融合催生出了腹腔镜超声（图4-5）。腹腔镜超声探头（图4-6）顶端可弯曲，在腹腔镜下对肝脏直接扫描显像，避免腹壁和肠内气体对超声波声束的干扰，大大缩短了超声传感器与病变部位之间的距离，降低了对超声深度的要求，并且可使用较高频率来提高超声扫描的分辨率，获得高度清晰的扫描图像。借助高分辨率的图像，应用术中超声可以诊断直径3mm以上的癌灶，明确重要管道结构，判断组织结构关系。在腹腔镜肝切除术中利用术中超声探查，结合彩色多普勒血流成像（color Doppler flow imaging，CDFI）探头，能够发现卫星灶和转移灶、标记重要管道结构、确定手术切缘（图4-7）。鉴于术中超声在腹腔镜肝切除术中诊断评估、辅助引导的重要作用，其被形象地称为外科医生的"第三只眼"。腹腔镜超声（laparoscopic ultrasonography，LUS）检查包括以下步骤：①检测已知病灶及其特征；②发现更多的病灶；③分辨病变与血管及胆管之间的关系。术中超声引导可行介入性操作，如肝组织活检、射频消融、微波消融等。外科医生必须熟练掌握术中超声技术及肝内解剖结构，才能将该技术成功应用于肝切除术中。

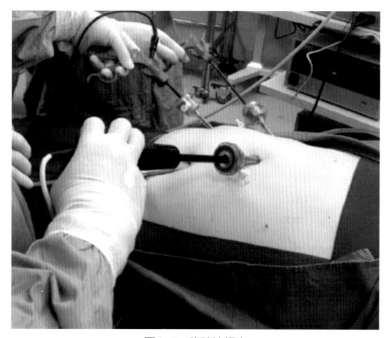

图4-5 腹腔镜超声

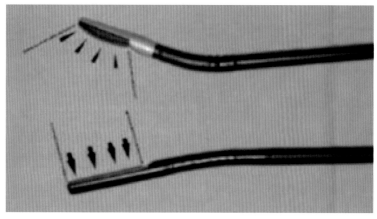

图4-6 腹腔镜超声探头

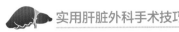
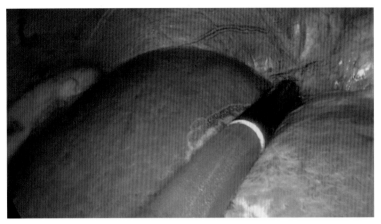

图4-7　应用腹腔镜超声技术确定手术切缘

下篇
各论

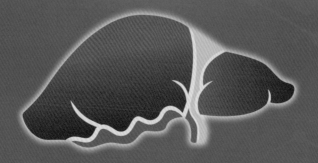

第一部分

开放性肝切除术

第五章 右半肝切除术

第一节 传统右半肝切除术（Glisson鞘内法）

一、患者相关信息

基本信息：男，71岁，身高168cm，体重63.7kg。

主诉：右上腹胀痛不适2周。

术前诊断：原发性肝癌。

既往病史：慢性乙型肝炎病史30年。

肿瘤分期：T3N0M0。

扫一扫，看视频

二、影像学检查结果

术前PET-CT（图5-1、图5-2）：右肝后叶下段肝细胞癌伴周围子灶形成，最大肿瘤大小约8.5cm×5.8cm，病灶累及邻近膈。

三、手术概况

患者体位：平卧位。

切口位置：右侧反"L"形切口。

切肝方法：前入路解剖法。

切肝器械：超声刀、双极电凝、内镜下直线切割闭合器。

血流控制：右肝蒂Glisson鞘内解剖并分别结扎肝右动脉、门静脉右支，右半肝缺血，必要时联合Pringle法。

四、关键步骤

（1）切除胆囊，Glisson鞘内解剖，分别结扎肝右动脉及门静脉右支。

（2）Glisson鞘内阻断右半肝肝蒂，右半肝缺血，标记切除线。

（3）沿缺血带及肝中静脉右侧离断右半肝断面，结扎S5、S8段静脉属支。

（4）利用内镜下直线切割闭合器离断肝右静脉，移除标本。

五、学习要点

（1）Glisson鞘内解剖肝右动脉及门静脉右支的方法。

（2）结扎、阻断右半肝肝蒂，显示右半肝缺血带的方法。

（3）超声刀联合双极电凝紧贴肝中静脉离断肝实质的方法。

（4）在下腔静脉前方完全离断肝实质后依次处理肝短静脉与肝右静脉的方法。

（5）对于可疑侵犯膈肌的巨大右肝肿瘤，首选前入路方法，最后处理受侵犯的膈肌。

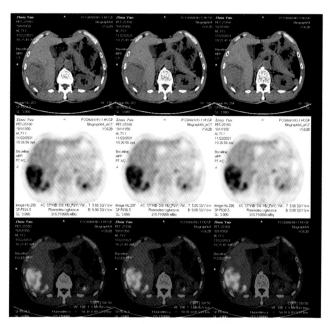

图5-1　术前PET-CT（a）

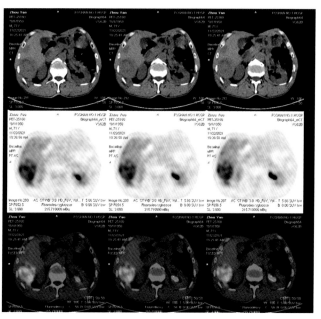

图5-2　术前PET-CT（b）

第二节　前入路右半肝切除术（降低肝门板）

扫一扫，看视频

一、患者相关信息

基本信息：男，41岁，身高168cm，体重67.7kg。

主诉：右上腹胀痛不适2周。

术前诊断：原发性肝癌。

既往病史：慢性乙型肝炎病史30年。

肿瘤分期：T1N0M0。

二、影像学检查结果

术前CT（图5-3）：右肝叶巨块型肝癌，肿瘤大小约14cm×14cm，侵犯肝右静脉。

三、手术概况

患者体位：平卧位。

切口位置：右侧反"L"形切口。

切肝方法：前入路解剖法。

切肝器械：超声刀、双极电凝。

血流控制：下降肝门板，Glisson鞘外阻断右肝蒂，右半肝缺血，必要时联合Pringle法。

四、关键步骤

（1）切除胆囊，下降肝门板，Glisson鞘外阻断右肝蒂，右半肝呈缺血性改变。

（2）紧贴肝中静脉右侧离断肝实质，结扎S5段与S8段静脉回流支。

（3）分离肝实质至下腔静脉平面后依次离断肝短静脉、肝右静脉主干。

（4）离断右肝周围韧带，移除标本。

五、学习要点

（1）下降肝门板的方法。

（2）Glisson鞘外结扎右肝蒂的方法，注意分离时勿进入肝实质。

（3）超声刀联合双极电凝紧贴肝中静脉离断肝实质的方法。

（4）在下腔静脉前方完全离断肝实质后依次处理肝短静脉与肝右静脉。

（5）对于可疑侵犯膈肌的巨大右肝肿瘤，首选前入路方法，最后处理受侵犯的膈肌。

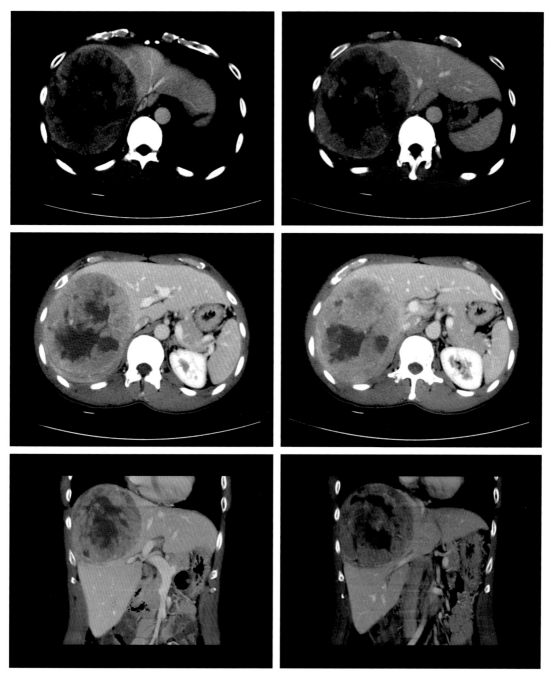

图5-3　术前CT

第三节　五枪法前入路右半肝切除术

扫一扫，看视频

一、患者相关信息

基本信息：男，46岁，身高170cm，体重60.8kg。

主诉：右上腹痛1周。

术前诊断：原发性肝癌。

既往病史：乙型肝炎病史多年，未予特殊处理。

肿瘤分期：T1N0M0。

二、影像学检查结果

术前CTA（图5-4）：右肝叶巨块型肝癌，肿瘤大小约9cm×8cm×7cm。

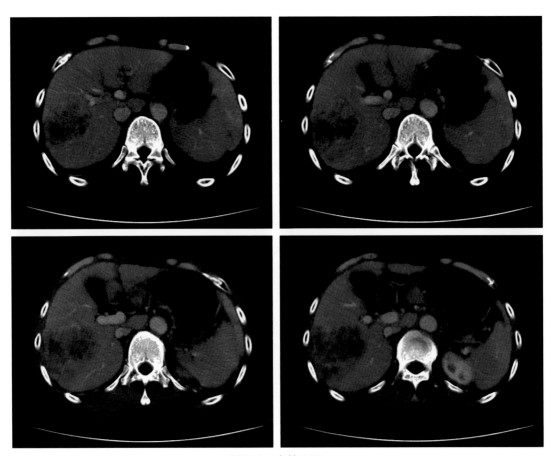

图5-4　术前CTA

三、手术概况

患者体位：平卧位。

切口位置：右上腹反"L"形切口。

切肝方法：前入路解剖法。

切肝器械：超声刀、超声乳化吸引刀、双极电凝、内镜下直线切割闭合器。

血流控制：下降肝门板右半肝入肝血流阻断。

四、关键步骤

（1）游离肝后隧道，放置Belghiti悬吊带。

（2）下降肝门板行右半肝入肝血流阻断。

（3）利用前入路法离断肝实质。

（4）利用内镜下直线切割闭合器依次离断，切断肝中静脉5段和8段分支、右肝蒂、尾状叶、肝右静脉。

（5）游离右肝周韧带，移除标本。

五、学习要点

（1）下降肝门板行右肝蒂血流阻断的方法。

（2）经肝后隧道放置Belghiti悬吊带的方法。

（3）术中超声定位的方法。

（4）五枪法技术要点，即采用内镜下直线切割闭合器依次离断肝中静脉的5段和8段分支、右肝蒂、尾状叶、肝右静脉。

（5）游离右侧肝周韧带。

第四节　反转位器官前入路右半肝切除术

一、患者相关信息

基本信息：男，65岁，身高168cm，体重45.7kg。

主诉：发现肝占位2天。

术前诊断：原发性肝癌。

既往病史：鼻咽癌行放疗，已治愈。

肿瘤分期：T1N0M0。

扫一扫，看视频

二、影像学检查结果

术前CTA（图5-5）：S8段占位，肿瘤大小约3.6cm×3.1cm，贴近右肝蒂，考虑肝细胞癌。

三、手术概况

患者体位：平卧位。

切口位置：左上腹"L"形切口。

切肝方法：解剖法。

切肝器械：超声刀、双极电凝。

血流控制：右肝蒂Glisson鞘内解剖并分别结扎肝右动脉及门静脉右支，右半肝缺血。

肝血流阻断：Pringle法联合Glisson鞘内阻断。

四、关键步骤

（1）切除胆囊，Glisson鞘内解剖并分别结扎肝右动脉及门静脉右支。

（2）Glisson鞘内阻断，右半肝缺血，标记切除线。

（3）沿缺血带及肝中静脉左侧离断右半肝断面。

（4）离断肝右静脉，移除标本。

五、学习要点

（1）Glisson鞘内解剖反转位肝脏并分别结扎肝右动脉及门静脉右支的方法。

（2）结扎、阻断右半肝肝蒂，显示右半肝缺血带的方法。

（3）超声刀联合双极电凝离断肝实质的方法。

（4）连续缝合肝右静脉的方法。

（5）开腹前入路反转位右半肝切除的基本手术流程。

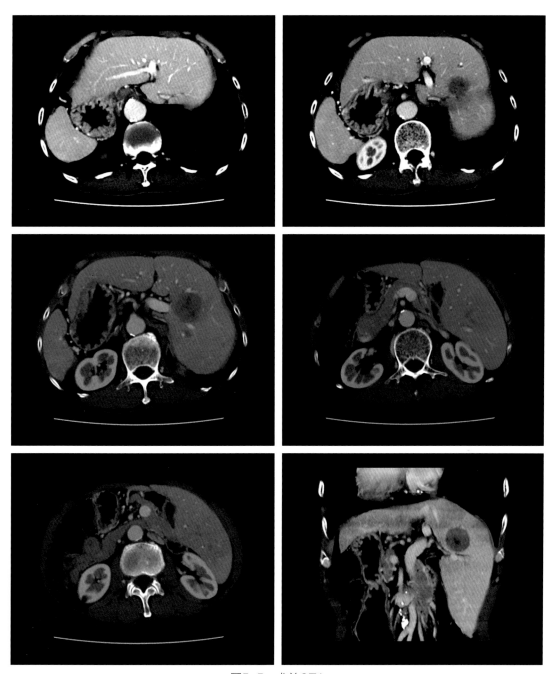

图5-5　术前CTA

第六章 左半肝切除术

第一节 一枪法原位左半肝切除术

一、患者相关信息

基本信息：男，59岁，身高171cm，体重63.8kg。

主诉：体检发现肝占位10余天。

术前诊断：原发性肝癌。

既往病史：慢性乙型肝炎病史多年。

肿瘤分期：T1N0M0。

扫一扫，看视频

二、影像学检查结果

术前CT（图6-1）：左肝占位，肿瘤大小约9cm×7cm，肿瘤与肝中静脉关系密切，考虑肝细胞癌。

三、手术概况

患者体位：平卧位。

切口位置：右侧反"L"形切口。

切肝方法：原位肝切除、解剖法。

切肝器械：超声刀、双极电凝、单极电凝、内镜下直线切割闭合器。

血流控制：Pringle法联合半肝血流阻断。

肝血流阻断：左肝蒂Glisson鞘内解剖并结扎左肝蒂血管。

四、关键步骤

（1）左肝蒂Glisson鞘内解剖并结扎肝左动脉、门静脉左支。

（2）根据缺血带标记切除线。

（3）肝实质内寻肝中静脉主干离断肝实质。

（4）利用内镜下直线切割闭合器一次性离断左肝蒂和肝左静脉，简化操作，减少出血。

（5）移除标本。

五、学习要点

（1）左肝蒂Glisson鞘内解剖方法。

（2）术中超声的使用方法。

（3）肝实质内显露肝中静脉的方法。

（4）CUSA的使用方法。

（5）肝静脉出血的控制及肝静脉修补注意事项。

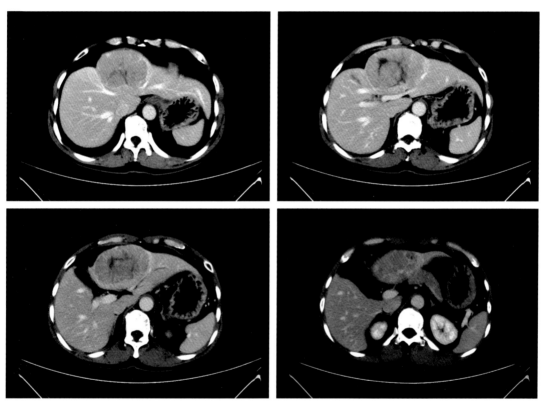

图6-1 术前CT

第二节 传统左半肝切除术

扫一扫，看视频

一、患者相关信息

基本信息：女，71岁，身高161cm，体重49kg。

主诉：体检发现肝占位伴消瘦10余天。

术前诊断：左肝胆管细胞癌。

既往病史：无。

肿瘤分期：T1N0M0。

二、影像学检查结果

术前MR（图6-2）：左肝有大小约5.7cm×4.4cm肿物，考虑胆管细胞癌。

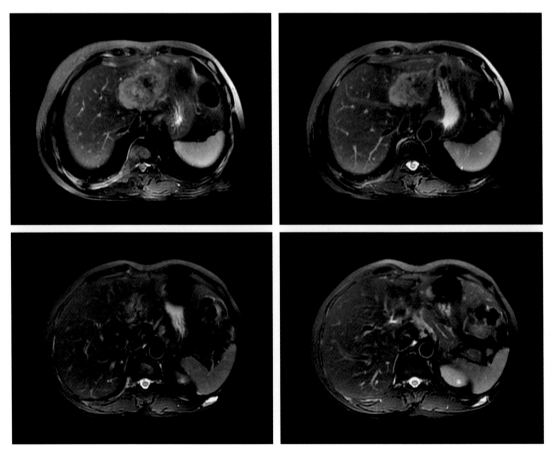

图6-2 术前MR

三、手术概况

患者体位：平卧位。

切口位置：右侧反"L"形切口。

切肝方法：解剖法。

切肝器械：超声刀、双极电凝。

血流控制：Pringle法。

肝血流阻断：左肝蒂Glisson鞘内解剖并结扎肝左动脉、左门静脉主干。

四、关键步骤

（1）左肝蒂Glisson鞘内解剖并结扎肝左动脉、左门静脉主干。

（2）根据缺血带标记切除线。

（3）肝实质内循肝中静脉主干离断肝实质。

（4）仔细修补肝中静脉裂孔。

（5）移除标本。

五、学习要点

（1）左肝蒂Glisson鞘内解剖方法。

（2）术中超声的使用方法。

（3）肝实质内显露肝中静脉的方法。

（4）肝静脉出血的控制及肝静脉修补注意事项。

第七章　两枪法左肝外叶切除术

扫一扫，看视频

一、患者相关信息

基本信息：女，60岁，身高163cm，体重60kg。

主诉：结肠癌术后两年，发现肝占位1周。

术前诊断：结肠癌术后肝转移。

既往病史：结肠癌。

肿瘤分期：T2N0M1。

二、影像学检查结果

术前MR（图7-1）：左肝外叶占位，肿瘤大小约4.1cm×2.6cm，结合既往结肠癌病史，考虑肝转移灶。

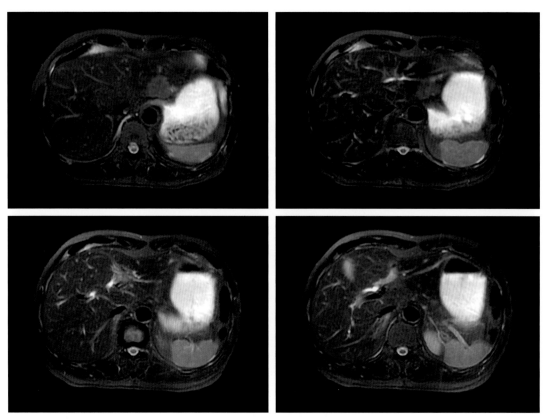

图7-1　术前MR

三、手术概况

患者体位：平卧位。

切口位置：右上腹反"L"形切口。

切肝方法：解剖法。

切肝器械：CUSA、单极电凝、内镜下直线切割闭合器。

血流控制：Pringle法。

四、关键步骤

（1）定位肿瘤边界，紧贴镰状韧带标记切除线。

（2）超声乳化吸引刀配合单极电凝离断肝实质。

（3）利用内镜下直线切割闭合器离断左肝外叶肝蒂。

（4）利用内镜下直线切割闭合器离断肝左静脉。

（5）离断冠状韧带及左三角韧带，移除标本。

五、学习要点

（1）原位左肝外叶切除方法。

（2）超声乳化吸引刀的使用方法。

（3）利用内镜下直线切割闭合器快速切除左肝外叶的方法。

第八章　右肝前叶切除术

一、患者相关信息

基本信息：男，54岁，身高172cm，体重63kg。

主诉：发现肝占位2周。

术前诊断：原发性肝癌，慢性乙型肝炎。

既往病史：慢性乙型肝炎病史20年。

肿瘤分期：T1N0M0。

扫一扫，看视频

二、影像学检查结果

术前CT（图8-1）：S8段肝占位，肿瘤大小约3.5cm×3.0cm，考虑肝细胞癌、肝硬化。

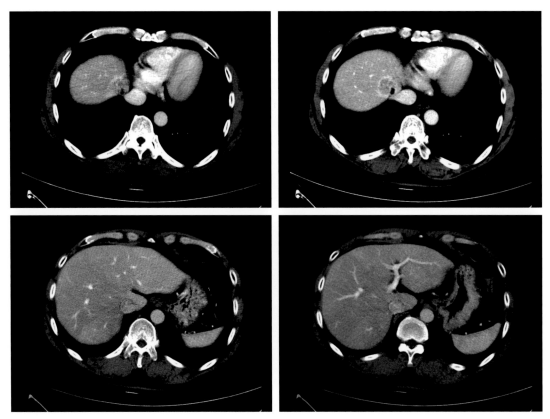

图8-1　术前CT

三、手术概况

患者体位：平卧位。

切口位置：右侧反"L"形切口。

切肝方法：解剖法。

切肝器械：超声刀、双极电凝、CUSA。

血流控制：Glisson鞘外结扎肝S5、S8段肝蒂，肝S5、S8段缺血。

肝血流阻断：Pringle法。

四、关键步骤

（1）Glisson鞘外分离肝S5、S8段肝蒂。

（2）肝S5、S8段肝蒂入肝血流阻断。

（3）标记肝S5、S8段缺血线。

（4）超声刀联合双极电凝、CUSA离断左侧断面肝实质。

（5）离断肝S5、S8段肝蒂，离断右侧肝实质，移除标本。

五、学习要点

（1）下降肝门板的方法。

（2）Glisson鞘外分离肝S5、S8段肝蒂的方法。

（3）超声刀联合双极电凝离断肝实质的方法。

（4）肝S5、S8段切除的基本手术流程。

第九章 肝中叶切除术

一、患者相关信息

基本信息：男，63岁，身高 173cm，体重68kg。

主诉：发现肝占位2周。

术前诊断：肝细胞癌，慢性乙型肝炎。

既往病史：无。

肿瘤分期：T2N0M0。

扫一扫，看视频

二、影像学检查结果

术前MR（图9-1）：右肝前叶占位，肿瘤大小分别约为3cm×3cm、2.8cm×3cm，考虑肝细胞癌。

三、手术概况

患者体位：平卧位。

切口位置：右侧反"L"形切口。

切肝方法：解剖法。

切肝器械：CUSA、超声刀、双极电凝、内镜下直线切割闭合器。

血流控制：右前肝蒂阻断联合Pringle法。

四、关键步骤

（1）切除胆囊后，下降肝门板，依次在Glisson鞘外分离右肝蒂及右前肝蒂。

（2）依次结扎右前肝蒂及S4段肝蒂，标记缺血带。

（3）紧贴镰状韧带离断右侧肝实质，直达肝中静脉根部。

（4）沿右侧缺血线离断肝实质，到达肝门平面，应用内镜下直线切割闭合器离断右前肝蒂。

（5）循肝右静脉左侧平面离断右侧肝实质至第二肝门。

（6）离断肝中叶底部，离断肝中静脉主干，移除标本。

五、学习要点

（1）程序化解剖性肝S4、S5、S8段切除的流程。

（2）肝门板下降技术，Glisson鞘外分离右前肝蒂及S4段肝蒂的方法。

（3）对剩余肝段出、入管道的处理与保护。

（4）肝血流阻断方法的合理选择与运用。

（5）术中低中心静脉压（CVP）技术。

（6）超声乳化吸引刀的合理应用。

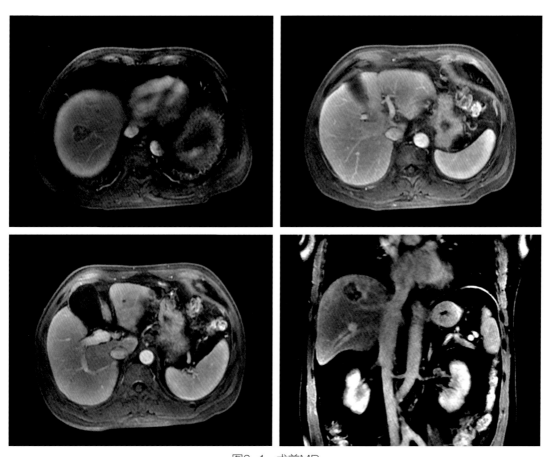

图9-1　术前MR

第十章 扩大右肝后叶切除术

一、患者相关信息

扫一扫，看视频

基本信息：男，51岁，身高169cm，体重54.6kg。

主诉：发现肝占位2周。

术前诊断：原发性肝癌，慢性乙型肝炎。

既往病史：慢性乙型肝炎病史20年。

肿瘤分期：T1N0M0。

二、影像学检查结果

术前CTA（图10-1）：肝右后叶占位，肿瘤大小为2.8cm×2.5cm，考虑肝细胞癌。

三、手术概况

患者体位：平卧分腿位。

切口位置：右侧反"L"形切口。

切肝方法：解剖法。

切肝器械：超声刀、CUSA、双极电凝。

血流控制：Glisson鞘外结扎S6、S7段肝蒂联合Pringle法。

四、关键步骤

（1）切除胆囊。

（2）Glisson鞘外阻断游离结扎S6、S7段肝蒂，应用术中超声定位肝右静脉。

（3）沿缺血带离断S6、S7段肝断面。

（4）离断S6、S7段肝蒂。

（5）离断肝右静脉，移除标本。

五、学习要点

（1）扩大右肝后叶切除需切除肝右静脉主干。

（2）Glisson鞘外游离S6、S7段肝蒂的方法。

（3）应用术中超声定位肝右静脉的方法。

（4）超声刀联合双极电凝离断肝实质的方法。

（5）解剖性扩大右肝后叶切除的基本手术流程。

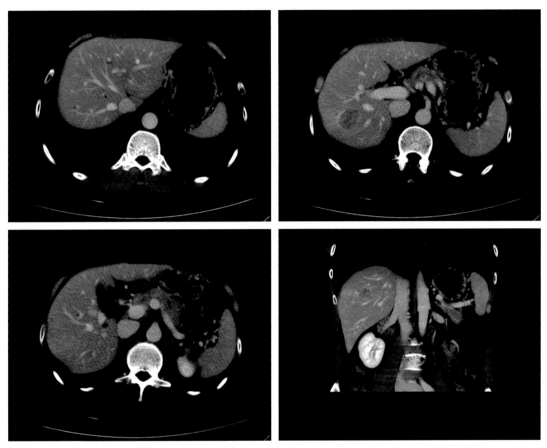

图10-1　术前CTA

第十一章 右肝三叶切除术（右半肝联合左肝内叶切除）

扫一扫，看视频

一、患者相关信息

基本信息：男，68岁，身高171cm，体重69kg。

主诉：右上腹胀痛伴消瘦1个月。

术前诊断：肝细胞癌，慢性乙型肝炎。

既往病史：无。

肿瘤分期：T2N0M0。

二、影像学检查结果

术前CT（图11-1）：右肝三叶占位，肿瘤大小约21.2cm×16.5cm，考虑巨大肝细胞癌。

三、手术概况

患者体位：平卧位。

切口位置：右侧反"L"形切口。

切肝方法：解剖法。

切肝器械：超声刀、双极电凝、内镜下直线切割闭合器。

血流控制：右半肝血流阻断联合Pringle法。

肝血流阻断：右肝Glisson鞘内结扎门静脉右支、肝右动脉、肝中动脉。

四、关键步骤

（1）切除胆囊后，Glisson鞘内结扎离断门静脉右支、肝右动脉、肝中动脉。

（2）应用术中超声定位肿瘤边界及重要管道。

（3）紧贴镰状韧带离断肝实质，结扎S4段分支肝蒂。

（4）超声刀分离肝门部胆管，依次结扎右肝胆管及右侧尾状叶胆管分支。

（5）利用内镜下直线切割闭合器离断肝中静脉主干。

（6）依次离断肝短静脉及肝右静脉，切除部分膈肌，移除标本。

五、学习要点

（1）右肝三叶切除的术前评估：肝体积及肝储备功能等。

（2）右肝三叶切除需结扎的肝门部管道，注意结扎肝中动脉。

（3）肝实质离断平面需紧贴镰状韧带右侧。

（4）术中需注意肝左静脉根部是否汇入肝中静脉，注意保护肝中静脉、肝左静脉的共干。

（5）巨大肝肿瘤应用原位肝切除方法，减少肿瘤破裂。

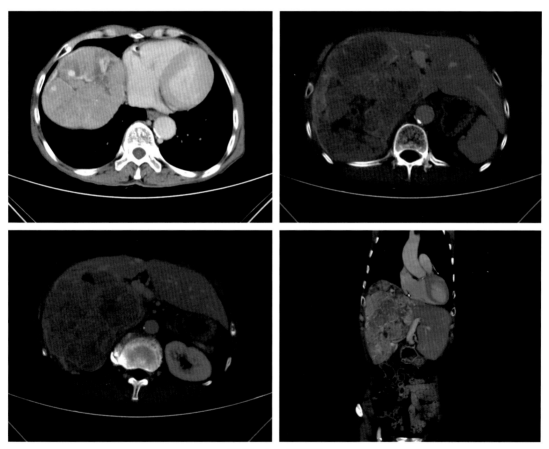

图11-1　术前CT

第十二章　单独或联合肝段切除术

第一节　肝7段切除术

一、患者相关信息

基本信息：男，50岁，身高172cm，体重58.7kg。

主诉：肝癌术后3年，发现肝占位2天。

术前诊断：原发性肝癌术后复发。

既往病史：3年前行腹腔镜左肝外叶切除术，2年前行右肝后叶射频消融术。

肿瘤分期：T4N0M0。

扫一扫，看视频

二、影像学检查结果

术前MR（图12-1）：肝S7段末梢门静脉内充满癌栓，肿瘤大小约1.5cm×1.1cm，考虑原射频治疗部位复发。

三、手术概况

患者体位：平卧位。

切口位置：右侧反"L"形切口。

切肝方法：超声刀联合双极电凝离断肝实质。

切肝器械：超声刀、双极电凝。

血流控制：Glisson鞘外解剖并结扎肝S7段肝蒂，肝S7段缺血。

肝血流阻断：Pringle法联合肝S7段肝蒂Glisson鞘外阻断。

四、关键步骤

（1）切除胆囊，Glisson鞘外解剖肝S7段肝蒂。

（2）Glisson鞘外阻断肝S7段肝蒂，肝S7段缺血，标记切除线。

（3）沿缺血带及肝右静脉右侧离断肝S7段。

（4）离断肝S7段肝蒂。

（5）离断肝右静脉S7段分支，移除标本。

五、学习要点

（1）Glisson鞘外解剖并游离肝S7段肝蒂的方法。

（2）阻断肝S7段肝蒂、显示肝S7段缺血带的方法。

（3）超声刀联合双极电凝沿肝右静脉右侧离断肝实质的方法。

（4）游离肝右静脉S7段分支的方法。

（5）应用开腹肝蒂Glisson鞘外解剖法进行肝S7段切除的基本手术流程。

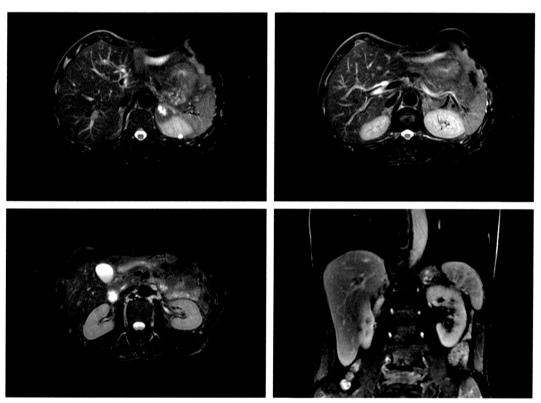

图12-1 术前MR

第二节　肝8段切除术

一、患者相关信息

基本信息：男，50岁，身高171cm，体重58.7kg。

主诉：升结肠癌术后3年，发现肝占位1年。

术前诊断：升结肠癌术后肝转移。

既往病史：3年前行腹腔镜升结肠癌根治术。

肿瘤分期：T3N0M1。

二、影像学检查结果

术前MR（图12-2）：肝S8段占位，肿瘤大小约2.3cm×2.7cm，结合升结肠癌病史，考虑肝转移癌。

三、手术概况

患者体位：平卧位。

切口位置：右上腹反"L"形切口。

切肝方法：解剖法，根据结扎肝S8段各个分支肝蒂形成的缺血带决定手术切缘。

切肝器械：超声刀、双极电凝。

血流控制：Glisson鞘外解剖并结扎肝S8段肝蒂，肝S8段缺血。

肝血流阻断：Pringle法。

四、关键步骤

（1）应用术中超声定位，沿着肝中静脉劈开肝脏，寻找并结扎肝S8段腹侧支肝蒂。

（2）根据肝S8段腹侧支的缺血带，标记左侧切除线。

（3）肝实质内寻找并结扎肝S8段背侧支，根据其缺血带决定右侧肝实质离断面。

（4）结扎肝S8段各静脉回流支。

（5）移除标本。

五、学习要点

（1）肝实质内寻找肝S8段肝蒂的方法。

（2）阻断肝S8段各个分支肝蒂、显示肝S8段缺血带的方法。

（3）超声刀联合双极电凝离断肝实质的方法。

（4）经肝实质入路行肝S8段切除的基本手术流程。

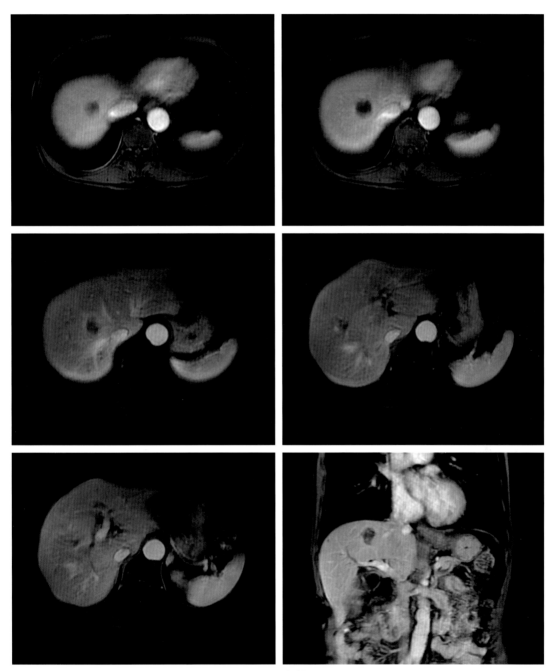

图12-2　术前MR

第三节　肝5、6段切除术

一、患者相关信息

基本信息：男，42岁，身高 172cm，体重65.8kg。

主诉：体检发现肝占位10余天。

术前诊断：肝细胞癌。

既往病史：慢性乙型肝炎病史10年。

肿瘤分期：T1N0M0。

扫一扫，看视频

二、影像学检查结果

术前MR（图12-3）：S5、S6段肝细胞癌，肿瘤大小约6.1cm×5.6cm。

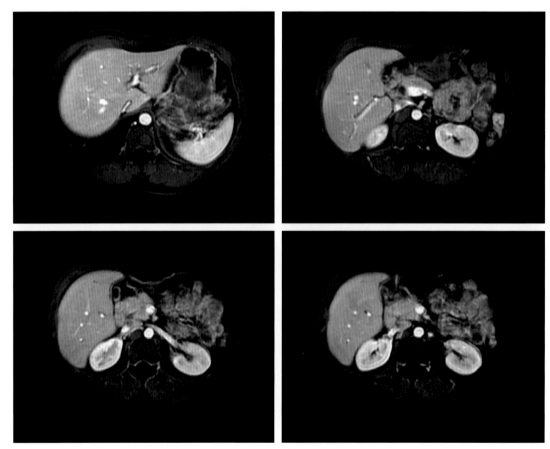

图12-3　术前MR

三、手术概况

患者体位：平卧位。

切口位置：右侧反"L"形切口。

切肝方法：解剖法。

切肝器械：CUSA、超声刀、双极电凝。

血流控制：Glisson鞘外结扎S6段肝蒂。

肝血流阻断：Pringle法。

四、关键步骤

（1）切除胆囊。

（2）Glisson鞘外结扎S6段肝蒂。

（3）肝实质内寻找并离断S5段肝蒂，通过缺血带判断S6、S7段间缺血带。

（4）肝实质内结扎肝右静脉主干末端。

（5）移除标本。

五、学习要点

（1）通过肝内结扎S6段肝蒂精准判断切肝平面。

（2）肝右静脉主干末梢分支众多，呈爪牙分布，需妥善处理。

（3）超声刀的使用方法。

（4）流程化S5、S6段切除顺序。

第四节　肝5、6、7段切除术

扫一扫，看视频

一、患者相关信息

基本信息：男，63岁，身高167cm，体重58.5kg。

主诉：发现肝占位7天。

术前诊断：原发性肝癌，乙肝后肝硬化。

既往病史：慢性乙型肝炎病史15年。

肿瘤分期：T2N0M0。

二、影像学检查结果

术前MR（图12-4）：肝S5段占位，肿瘤大小约为4.7cm×3.6cm；肝S6、S7段交界占位，肿瘤直径6mm，考虑肝内转移。

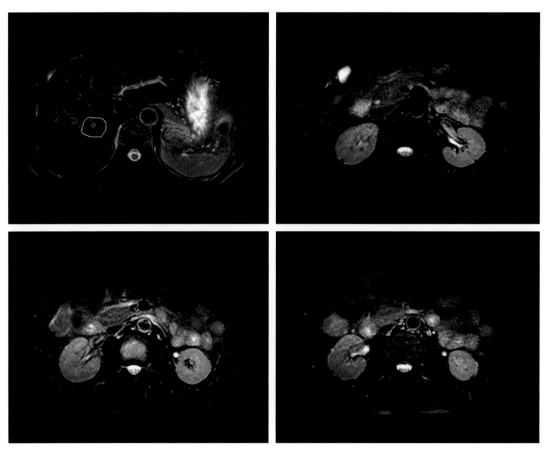

图12-4　术前MR

三、手术概况

患者体位：平卧位。

切口位置：右侧反"L"形切口。

切肝方法：超声刀联合CUSA、双极电凝离断肝实质。

切肝器械：超声刀、CUSA、双极电凝。

血流控制：肝S5、S6、S7段肝蒂Glisson鞘外结扎。

肝血流阻断：Pringle法联合肝S5、S6、S7段肝蒂Glisson鞘外结扎。

四、关键步骤

（1）切除胆囊，下降肝门板，Glisson鞘外预阻断肝S6段肝蒂，显示肝S6段缺血带。

（2）Glisson鞘外游离并阻断右肝蒂，右半肝入肝血流阻断。

（3）肝S5段肝蒂阻断、结扎、离断，显示肝S5、S8段界限。

（4）循肝中静脉右侧离断肝S5段左侧断面。

（5）Glisson鞘外游离、结扎、离断肝S7段肝蒂。

（6）离断肝S5、S6、S7段肝组织，保留肝S8段。

五、学习要点

（1）下降肝门板的方法。

（2）Glisson鞘外游离肝S6、S5、S7段肝蒂的方法。

（3）超声刀联合CUSA、双极电凝离断肝实质的方法。

（4）循肝中静脉右侧离断肝S5段肝断面，循肝右静脉左侧离断肝S7段实质、保留肝S8段的切肝方法。

（5）开腹肝S5、S6、S7段切除的基本手术流程。

第五节　肝6、7、8段切除术

扫一扫，看视频

一、患者相关信息

基本信息：男，43岁，身高176cm，体重54.8kg。

主诉：肝细胞癌介入术后2个月。

术前诊断：原发性肝癌介入术后，乙肝后肝硬化。

既往病史：慢性乙型肝炎病史20年，术前行2次TACE。

肿瘤分期：T1N0M0。

二、影像学检查结果

术前CT（图12-5）：右肝后叶肿瘤，肿瘤最大直径6cm，呈介入后改变，边缘仍有动脉供血。

三、手术概况

患者体位：平卧位。

切口位置：右侧反"L"形切口。

切肝方法：解剖法。

切肝器械：超声刀、CUSA、双极电凝、Endo-GIA。

血流控制：右肝后叶肝蒂Glisson鞘外结扎，右肝后叶缺血；肝S8段肝蒂结扎并阻断、肝S8段缺血。

肝血流阻断：Pringle法联合右肝后叶肝蒂Glisson鞘外结扎、肝S8段肝蒂结扎并阻断。

四、关键步骤

（1）切除胆囊，下降肝门板。

（2）Glisson鞘外阻断游离结扎肝S6、S7段肝蒂，右肝后叶缺血，标记切除线。

（3）离断肝S6、S7段肝断面，肝内结扎并阻断肝S8段肝蒂。

（4）联合部分肝右静脉切除，离断肝S6、S7、S8段。

（5）利用Endo-GIA根部离断肝右静脉，移除标本。

（6）肝S5段静脉回流障碍，渗血严重，应用人工血管把肝S5段回流支静脉搭桥至肝右静脉根部，肝淤血改善。

五、学习要点

（1）下降肝门板的方法。

（2）Glisson鞘外游离并阻断右肝后叶肝蒂的方法，定位肝S5、S6段界面。

（3）超声刀联合CUSA、双极电凝离断肝实质的方法。

（4）离断肝S6、S7段断面至肝S8段肝蒂位置，术中定位肝S8段肝蒂，离断肝S8段肝蒂。

（5）应用人工血管搭桥肝S5段回流支静脉至下腔静脉。

（6）开腹联合肝右静脉血管重建肝S6、S7、S8段切除的基本手术流程。

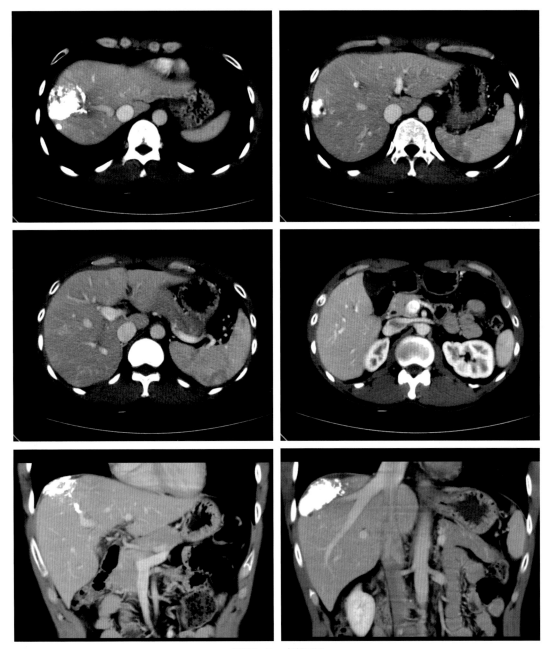

图12-5 术前CT

第二部分
腹腔镜肝切除术

第十三章　腹腔镜右半肝切除术

第一节　腹腔镜右半肝切除术（Glisson鞘内法，分别处理）

一、患者相关信息

基本信息：男，62岁，身高168cm，体重66kg。

主诉：右上腹胀痛伴消瘦1个月。

术前诊断：原发性肝癌。

既往病史：慢性乙型肝炎。

肿瘤分期：T1N0M0。

扫一扫，看视频

二、影像学检查结果

术前CT（图13-1）：右肝占位病变，肿瘤大小为5.5cm×5.4cm，考虑肝细胞癌。

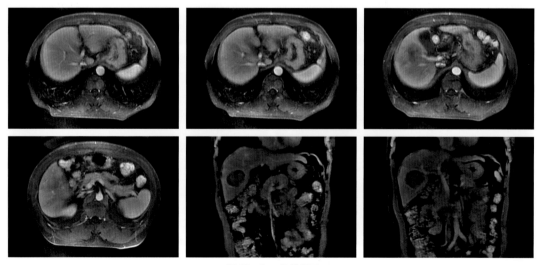

图13-1　术前CT

三、手术概况

患者体位：头高脚低分腿位。

Trocar位置：见图13-2。

切肝方法：解剖法。

切肝器械：超声刀、内镜下直线切割闭合器、百克钳。

血流控制：Pringle法。

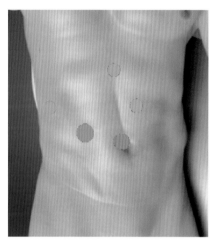

● 观察孔
● 主操作孔
● 辅助操作孔

图13-2　Trocar孔布局

四、关键步骤

（1）切除胆囊，Glisson鞘内解剖肝右动脉及门静脉右支主干，结扎并离断肝右动脉。

（2）Glisson鞘内阻断右肝蒂，右半肝缺血，标记切除线。

（3）沿缺血带及肝中静脉右侧离断右半肝侧断面。

（4）利用Endo-GIA离断肝右静脉。

（5）移除标本。

五、学习要点

（1）Glisson鞘内解剖游离右肝蒂的方法。

（2）阻断右肝蒂、显示右半肝缺血带的方法。

（3）利用Endo-GIA离断肝右静脉的方法。

（4）超声刀联合百克钳沿肝中静脉右侧离断肝实质的方法。

（5）对于贴近右肝蒂的肿瘤，首选Glisson鞘内阻断，减少肿瘤破裂可能。

第二节　腹腔镜右半肝切除术（Glisson鞘内法联合处理门静脉瘤栓）

一、患者相关信息

基本信息：女，30岁，身高165cm，体重63kg。

主诉：右上腹胀痛伴消瘦1个月。

术前诊断：原发性肝癌。

既往病史：慢性乙型肝炎。

肿瘤分期：T4N0M0。

扫一扫，看视频

二、影像学检查结果

术前CT（图13-3）：S6段肝癌，肿瘤大小为5.4cm×4.7cm，门静脉瘤栓延伸至门静脉右支主干。

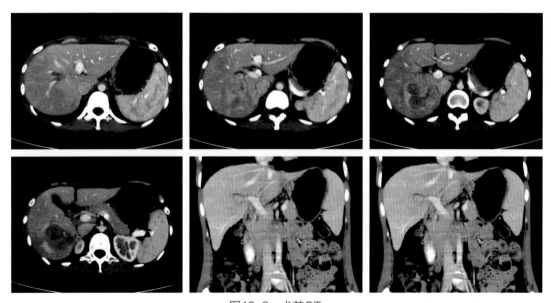

图13-3　术前CT

三、手术概况

患者体位：头高脚低分腿位。

Trocar位置：见图13-4。

切肝方法：解剖法。

切肝器械：超声刀、内镜下直线切割闭合器、百克钳。

血流控制：Glisson鞘内解剖。

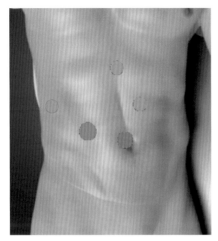

● 观察孔
● 主操作孔
● 辅助操作孔

图13-4 Trocar孔布局

四、关键步骤

（1）切除胆囊，Glisson鞘内解剖肝右动脉及门静脉右支主干。

（2）Glisson鞘内阻断右肝蒂，右半肝缺血，标记切除线。

（3）沿缺血带及肝中静脉右侧离断右半肝侧断面。

（4）利用Endo-GIA离断肝右静脉。

（5）移除标本。

五、学习要点

（1）Glisson鞘内解剖游离右肝蒂的方法。

（2）阻断右肝蒂、显示右半肝缺血带的方法。

（3）利用Endo-GIA离断肝右静脉的方法。

（4）超声刀联合百克钳沿肝中静脉右侧离断肝实质的方法。

（5）对于靠近右肝门部肿瘤，右肝胆管难以应用内镜下直线切割闭合器，建议应用可吸收缝线缝合右胆管。

第三节　腹腔镜前入路右半肝切除术（肝门板下降）

一、患者相关信息

基本信息：男，32岁，身高165cm，体重61kg。

主诉：体检发现肝占位1月余。

术前诊断：原发性肝癌。

既往病史：慢性乙型肝炎病史20余年。

肿瘤分期：T2N0M0。

二、影像学检查结果

术前MR（图13-5）：右肝后叶下段占位，肿瘤最大直径3.7cm；旁见2个子灶，直径约5mm，考虑肝细胞癌并多发子灶。

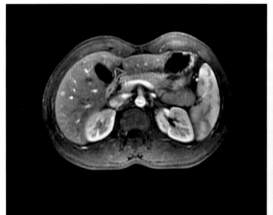
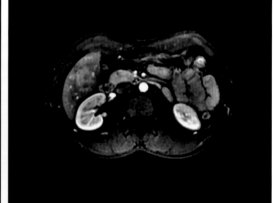
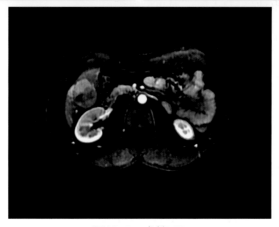

图13-5　术前MR

三、手术概况

患者体位：平卧分腿位。

Trocar位置：见图13-6。

切肝方法：前入路右半肝切除术。

切肝器械：超声刀、单极电凝、双极电凝、内镜下直线切割闭合器。

血流控制：右半肝Glisson鞘外半肝血流阻断，必要时联合Pringle法。

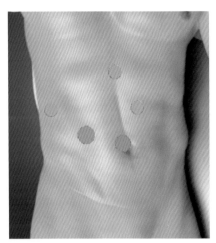

● 观察孔
● 主操作孔
● 辅助操作孔

图13-6　Trocar孔布局

四、关键步骤

（1）切除胆囊，下降肝门板，实现右肝蒂Glisson鞘外阻断。

（2）离断部分肝短静脉。

（3）超声刀配合单极电凝离断肝实质，结扎肝S5、S8段肝中静脉属支，应用内镜下直线切割闭合器离断右肝蒂，在下腔静脉前方完全分开左、右半肝。

（4）结扎右侧肝短静脉，应用内镜下直线切割闭合器离断肝右静脉主干。

（5）游离右侧肝周韧带，移除标本。

五、学习要点

（1）腹腔镜肝门板下降技术，Glisson鞘外右肝蒂入肝血流阻断的方法。

（2）应用前入路肝切除的方法离断肝实质，直达下腔静脉前壁。

（3）术中超声技术。

（4）超声刀联合单极电凝的断肝方法。

（5）规范化、可控性的前入路右半肝切除的手术流程。

第四节　腹腔镜前入路右半肝切除术（Belghiti悬吊法）

扫一扫，看视频

一、患者相关信息

基本信息：男，43岁，身高162cm，体重61kg。

主诉：体检发现肝占位1月余。

术前诊断：原发性肝癌。

既往病史：慢性乙型肝炎病史20余年。

肿瘤分期：T2N0M0。

二、影像学检查结果

术前CT（图13-7）：肝S8段可见一稍低密度肿块，大小约4.7cm×4.0cm，诊断为肝细胞癌。

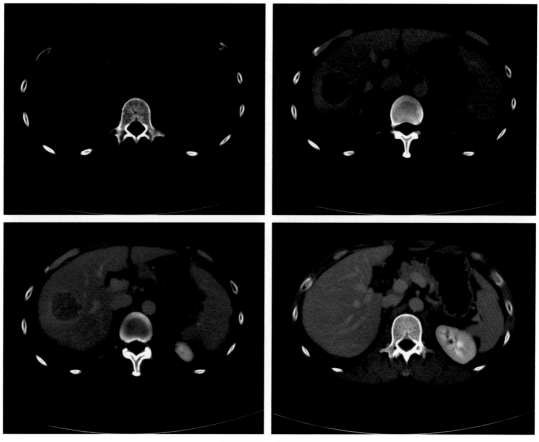

图13-7　术前CT

三、手术概况

患者体位：平卧分腿位。

Trocar位置：见图13-8。

切肝方法：前入路右半肝切除术。

切肝器械：超声刀、单极电凝、内镜下直线切割闭合器。

血流控制：右半肝Glisson鞘外半肝血流阻断，必要时联合Pringle法。

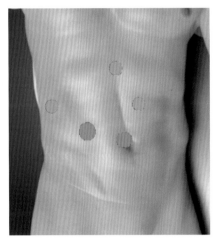

● 观察孔
● 主操作孔
● 辅助操作孔

图13-8　Trocar孔布局

四、关键步骤

（1）切除胆囊，下降肝门板，实现右肝蒂Glisson鞘外阻断。

（2）离断部分肝短静脉，置入Belghiti悬吊带。

（3）超声刀配合单极电凝离断肝实质，结扎肝S5、S8段肝中静脉属支，应用内镜下直线切割闭合器离断右肝蒂，在下腔静脉前方完全分开左、右半肝。

（4）结扎右侧肝短静脉，应用内镜下直线切割闭合器离断肝右静脉主干。

（5）游离右侧肝周韧带，移除标本。

五、学习要点

（1）腹腔镜肝门板下降技术，Glisson鞘外右肝蒂入肝血流阻断的方法。

（2）腹腔镜下Belghiti悬吊带置入方法。

（3）术中超声技术。

（4）超声刀联合单极电凝的断肝方法。

（5）规范化、可控性的前入路右半肝切除的手术流程。

第十四章 腹腔镜左半肝切除术

第一节 腹腔镜左半肝切除术（蒂横断式）

一、患者相关信息

基本信息：男，71岁，身高173cm，体重66.8kg。

主诉：体检发现肝占位20余天。

术前诊断：原发性肝癌。

既往病史：慢性乙型肝炎。

肿瘤分期：T2N0M0。

扫一扫，看视频

二、影像学检查结果

术前MR（图14-1）：左肝外叶见大小约3.6cm×3.6cm病灶，周围有小子灶，直径1.4cm，考虑肝细胞癌并肝内转移。

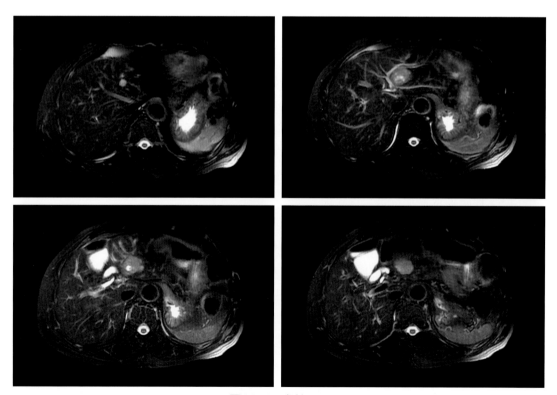

图14-1 术前MR

三、手术概况

患者体位：平卧分腿位。

Trocar位置：见图14-2。

切肝方法：超声刀联合单极电凝离断肝实质。

切肝器械：超声刀、单极电凝、Endo-GIA。

血流控制：Glisson鞘外解剖、Endo-GIA离断左肝蒂，显示肝缺血带。

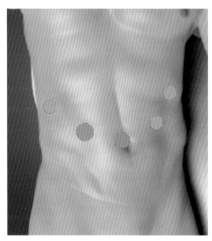

● 观察孔
● 主操作孔
● 辅助操作孔

图14-2　Trocar孔布局

四、关键步骤

（1）切除胆囊，Glisson鞘外解剖左肝蒂。

（2）Glisson鞘外阻断左肝蒂，左半肝缺血，标记切除线，利用Endo-GIA离断左肝蒂。

（3）沿缺血带及肝中静脉左侧离断左半肝侧断面。

（4）利用Endo-GIA离断肝左静脉。

（5）移除标本。

五、学习要点

（1）Glisson鞘外解剖并游离左肝蒂的方法。

（2）阻断左肝蒂、显示左半肝缺血带的方法。

（3）利用Endo-GIA离断左肝蒂的方法。

（4）超声刀联合单极电凝沿肝中静脉左侧离断肝实质的方法。

（5）腹腔镜Glisson鞘外解剖肝蒂进行解剖性左半肝切除的基本手术流程。

第二节　一枪法腹腔镜左半肝切除术（Glisson鞘内法）

扫一扫，看视频

一、患者相关信息

基本信息：男，68岁，身高174cm，体重60.8kg。

主诉：上腹部不适2周。

术前诊断：肝细胞癌、慢性乙型肝炎。

既往病史：慢性乙型肝炎病史20余年。

肿瘤分期：T1N0M0。

二、影像学检查结果

术前MR（图14-3）：左肝内叶-左肝外叶占位，肿瘤大小约4.8cm×3.5cm，考虑肝细胞癌。

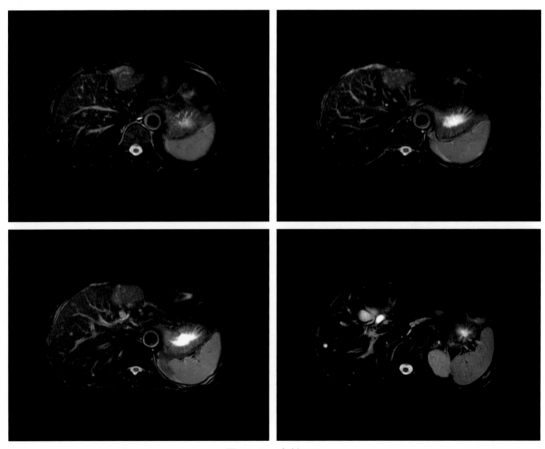

图14-3　术前MR

三、手术概况

患者体位：平卧分腿位。

Trocar位置：见图14-4。

切肝方法：解剖法。

切肝器械：超声刀、百克钳、内镜下直线切割闭合器。

血流控制：Glisson鞘内结扎肝左动脉及门静脉左支，行半肝血流阻断。

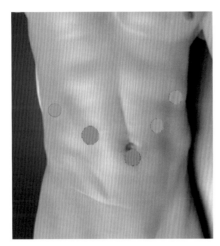

● 观察孔
● 主操作孔
● 辅助操作孔

图14-4 Trocar孔布局

四、关键步骤

（1）应用腹腔镜超声探查肿瘤的边界，定位肝中静脉主干的投影。

（2）Glisson鞘内分离并结扎肝左动脉、门静脉左支主干。

（3）根据左半肝缺血带标记切除线。

（4）肝实质离断首先离断S4段静脉，显露肝中静脉主干。

（5）全程显露肝中静脉主干，显露肝左静脉汇入口。

（6）应用内镜下直线切割闭合器一次闭合离断左肝蒂及肝左静脉主干。

五、学习要点

（1）合理的Trocar布局。

（2）左肝蒂Glisson鞘内分离的方法，首先离断肝左动脉后方便显露左门静脉主干。

（3）根据左肝蒂结扎后缺血带判定切除平面。

（4）根据"顺藤摸瓜"的原则寻找和显露肝中静脉主干。

（5）应用内镜下直线切割闭合器一次闭合离断左肝蒂及肝左静脉主干，简化手术流程。

第十五章 腹腔镜左肝外叶切除术

第一节 两枪法腹腔镜左肝外叶切除术

一、患者相关信息

基本信息：男，58岁，身高173cm，体重63.8kg。

主诉：发现肝占位3天。

术前诊断：肝细胞癌、慢性乙型肝炎。

既往病史：慢性乙型肝炎病史20余年。

肿瘤分期：T1N0M0。

扫一扫，看视频

二、影像学检查结果

术前CT（图15-1）：左肝外叶占位，肿瘤大小约4.9cm×3.7cm，考虑肝细胞癌。

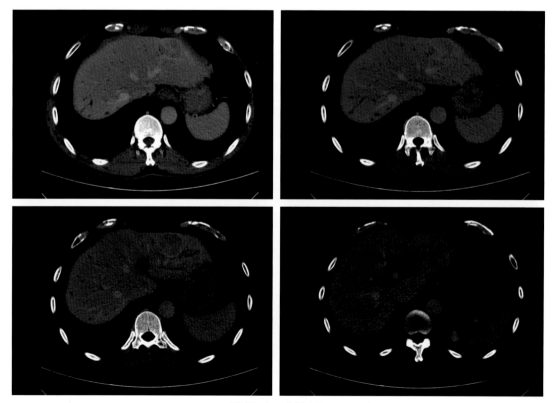

图15-1 术前CT

三、手术概况

患者体位：平卧分腿位。

Trocar位置：见图15-2。

切肝方法：解剖法。

切肝器械：超声刀、Endo-GIA。

血流控制：Pringle法。

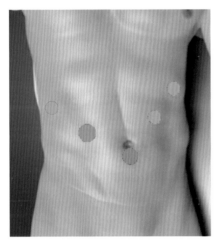

● 观察孔
● 主操作孔
● 辅助操作孔

图15-2　Trocar孔布局

四、关键步骤

（1）应用Pringle法阻断第一肝门。

（2）应用术中超声定位肿瘤边界及门静脉矢状部。

（3）紧贴镰状韧带离断肝实质，肝实质内闭合离断S3段肝蒂。

（4）分离肝左静脉前方肝实质，应用Endo-GIA离断肝左静脉主干及S2段肝蒂。

五、学习要点

（1）术中超声的使用方法，定位肿瘤边界及重要管道。

（2）注意左肝外叶的解剖边界，肝S3段通常有1～3个分支肝蒂。

（3）左肝外叶的离断层面及顺序，首先离断S3段肝蒂，最后离断肝左静脉主干及S2段肝蒂。

第二节　传统腹腔镜左肝外叶切除术

一、患者相关信息

基本信息：女，64岁，身高163cm，体重53.8kg。

主诉：结肠癌术后1年，发现左肝占位3天。

术前诊断：肝继发恶性肿瘤，结肠癌术后。

既往病史：无。

肿瘤分期：T3N0M1。

扫一扫，看视频

二、影像学检查结果

术前MR（图15-3）：左肝外叶见2个病灶，大小分别约1.4cm×1.2cm、1.5cm×1.1cm，结合结肠癌病史，考虑肝转移瘤。

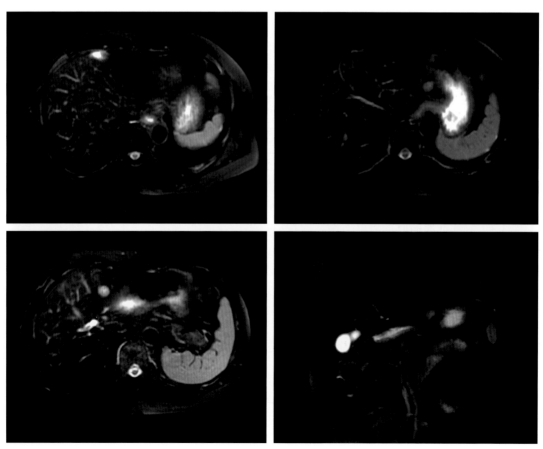

图15-3　术前MR

三、手术概况

患者体位：平卧分腿位。

Trocar位置：见图15-4。

切肝方法：解剖法。

切肝器械：超声刀。

血流控制：Pringle法。

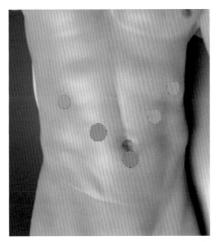

● 观察孔
● 主操作孔
● 辅助操作孔

图15-4 Trocar孔布局

四、关键步骤

（1）应用术中超声定位肿瘤边界及门静脉矢状部。

（2）紧贴镰状韧带离断肝实质，肝实质内离断S3段肝蒂的2个分支。

（3）肝实质内离断S2段肝蒂的2个分支。

（4）结扎并离断肝左静脉主干，移除标本。

五、学习要点

（1）术中超声的使用方法，定位肿瘤边界及重要管道。

（2）注意左肝外叶的解剖，肝S3段及S2段通常有1～3个分支肝蒂。

（3）分离左肝外叶肝蒂时注意紧贴门静脉矢状部。

（4）肝左静脉主干的妥善处理。

第十六章　腹腔镜右肝前叶切除术

一、患者相关信息

基本信息：男，75岁，身高175cm，体重68kg。

主诉：发现肝占位2年。

术前诊断：原发性肝癌。

既往病史：鼻咽癌病史20年，已治愈，长期复查无复发。

肿瘤分期：T1N0M0。

扫一扫，看视频

二、影像学检查结果

术前MR（图16-1）：拟肝S5、S8段肝癌，肿瘤大小约5.4cm×4.7cm。

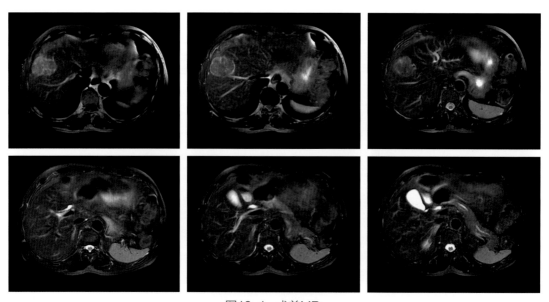

图16-1　术前MR

三、手术概况

患者体位：平卧分腿位。

Trocar位置：见图16-2。

切肝方法：解剖法。

切肝器械：超声刀、百克钳。

血流控制：腹腔镜Pringle法联合肝S5、S8段肝蒂Glisson鞘外结扎。

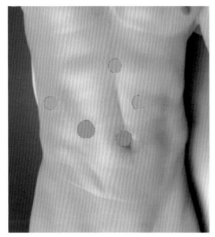

观察孔
主操作孔
辅助操作孔

图16-2 Trocar孔布局

四、关键步骤

（1）Glisson鞘外分离肝S5、S8段肝蒂。

（2）肝S5、S8段肝蒂入肝血流阻断。

（3）标记肝S5、S8段左、右侧缺血带。

（4）超声刀联合百克钳离断肝实质。

（5）循肝中静脉主干离断左侧断面，离断肝S5、S8段肝蒂，循肝右静脉主干离断右侧肝实质。

五、学习要点

（1）下降肝门板的方法。

（2）Glisson鞘外游离肝S5、S8段肝蒂的方法。

（3）循肝中静脉、肝右静脉离断肝实质的方法与技巧。

（4）寻找肝中静脉与肝右静脉主干的方法。

（5）腹腔镜下紧贴肝中静脉、肝右静脉离断肝实质的方法。

第十七章 腹腔镜右肝后叶切除术

扫一扫，看视频

一、患者相关信息

基本信息：男，58岁，身高174cm，体重 65kg。

主诉：发现肝占位1周。

术前诊断：原发性肝癌，慢性乙型肝炎。

既往病史：慢性乙型肝炎病史30年。

肿瘤分期：T2N0M0。

二、影像学检查结果

术前CT（图17-1）：右肝后叶占位，肿瘤大小约5.6cm×5.4cm，考虑肝细胞癌。

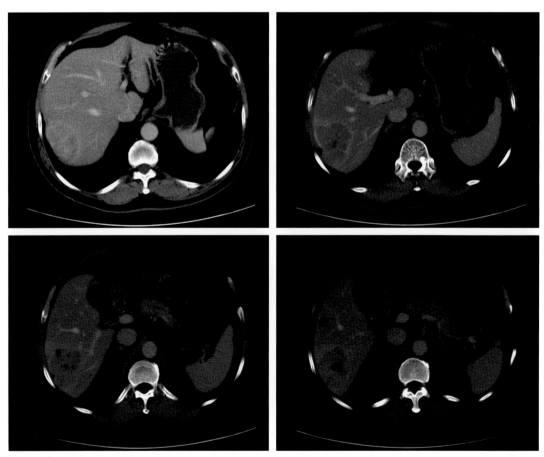

图17-1 术前CT

三、手术概况

患者体位：平卧分腿位。

Trocar位置：见图17-2。

切肝方法：超声刀联合单极电凝离断肝实质。

切肝器械：超声刀、单极电凝。

血流控制：S6、S7段肝蒂Glisson鞘外结扎。

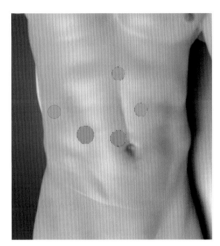

●　观察孔
●　主操作孔
●　辅助操作孔

图17-2　Trocar孔布局

四、关键步骤

（1）切除胆囊，下降肝门板，Glisson鞘外预阻断S6、S7段肝蒂。

（2）Glisson鞘外阻断游离结扎S6、S7段肝蒂，S6、S7段缺血，标记切除线。

（3）沿缺血带离断S6、S7段肝断面。

（4）离断S6、S7段肝蒂。

（5）移除标本。

五、学习要点

（1）下降肝门板的方法。

（2）Glisson鞘外游离S6、S7段肝蒂的方法。

（3）超声刀联合单极电凝离断肝实质的方法。

（4）肝S6、S7段切除的基本手术流程。

第十八章 腹腔镜肝中叶切除术

第一节 腹腔镜肝中叶切除术（肝4、5、8段切除）

一、患者相关信息

扫一扫，看视频

基本信息：男，59岁，身高173cm，体重68kg。

主诉：发现肝占位2周。

术前诊断：肝细胞癌，慢性乙型肝炎。

既往病史：无。

肿瘤分期：T1N0M0。

二、影像学检查结果

术前MR（图18-1）：右肝前叶占位，肿瘤大小约5.5cm×5.1cm，考虑肝细胞癌。

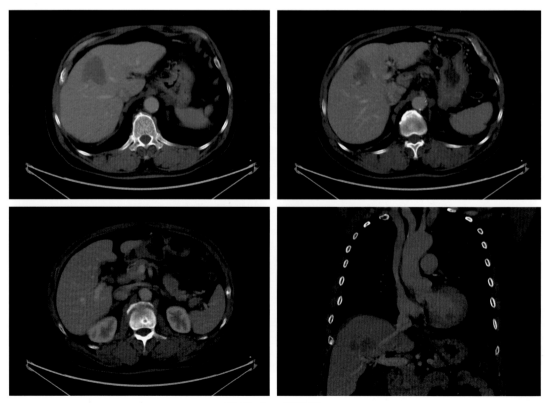

图18-1 术前MR

三、手术概况

患者体位：平卧分腿位。

Trocar位置：见图18-2。

切肝方法：解剖法。

切肝器械：超声刀、双极电凝、内镜下直线切割闭合器。

血流控制：右前肝蒂阻断联合Pringle法。

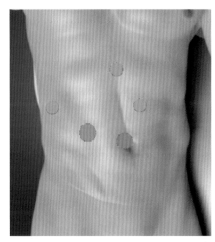

● 观察孔
● 主操作孔
● 辅助操作孔

图18-2　Trocar孔布局

四、关键步骤

（1）切除胆囊后，下降肝门板，Glisson鞘外分离右前肝蒂。

（2）紧贴镰状韧带离断右侧肝实质，直达肝中静脉根部。

（3）沿右侧缺血带离断肝实质，到达肝门平面，应用内镜下直线切割闭合器离断右前肝蒂。

（4）分离左侧断面并游离肝中静脉根部，应用内镜下直线切割闭合器进行离断。

（5）继续分离右侧断面，紧贴肝右静脉主干分离，移除标本。

五、学习要点

（1）程序化解剖性肝S4、S5、S8段切除的流程。

（2）肝门板下降技术，Glisson鞘外分离右前肝蒂的方法。

（3）对剩余肝段出、入管道的处理与保护。

（4）肝血流阻断方法的合理选择与运用。

（5）术中低CVP技术。

（6）超声刀的合理应用。

第二节 腹腔镜肝中叶切除术（蒂横断式）

一、患者相关信息

基本信息：男，56岁，身高175cm，体重69kg。

主诉：发现肝占位2周。

术前诊断：肝细胞癌，慢性乙型肝炎。

既往病史：无。

肿瘤分期：T1N0M0。

扫一扫，看视频

二、影像学检查结果

术前MR（图18-3）：右肝前叶占位，肿瘤大小约5.3cm×5.3cm，考虑肝细胞癌。

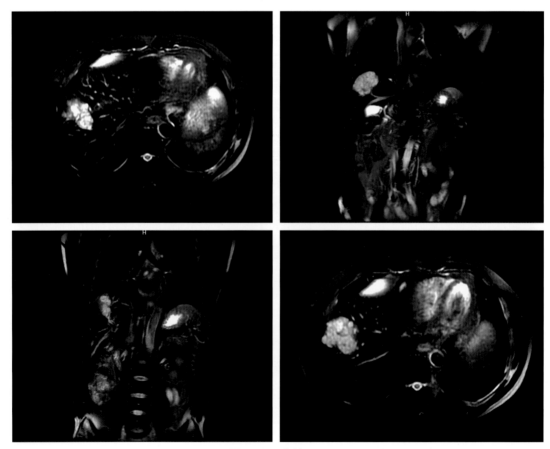

图18-3 术前MR

三、手术概况

患者体位：平卧分腿位。

Trocar位置：见图18-4。

切肝方法：解剖法。

切肝器械：超声刀、双极电凝、内镜下直线切割闭合器。

血流控制：S4、S5、S8段肝蒂Glisson鞘优先阻断联合Pringle法。

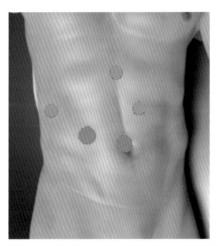

● 观察孔
● 主操作孔
● 辅助操作孔

图18-4　Trocar孔布局

四、关键步骤

（1）切除胆囊后，下降肝门板，Glisson鞘外分离并阻断右前肝蒂，Glisson鞘外分离并阻断S4段肝蒂，形成S4、S5、S8段缺血带。

（2）紧贴镰状韧带离断右侧肝实质，直达肝中静脉根部，应用内镜下直线切割闭合器离断肝中静脉根部。

（3）沿右侧缺血带离断肝实质，到达肝门平面，应用内镜下直线切割闭合器离断右前肝蒂。

（4）继续从头侧紧贴肝右静脉主干分离右侧断面，移除标本。

五、学习要点

（1）程序化解剖性肝S4、S5、S8段切除的流程，联合应用头侧、尾侧入路的方法。

（2）肝门板下降技术，Glisson鞘外分离右前肝蒂、S4段肝蒂的方法。

（3）对剩余肝段出、入管道的处理与保护。

（4）肝血流阻断方法的合理选择与运用。

（5）术中低CVP技术。

（6）超声刀的合理应用。

第十九章　腹腔镜扩大右半肝切除术

一、患者相关信息

基本信息：女，62岁，身高163cm，体重61kg。

主诉：右上腹胀痛伴消瘦1个月。

术前诊断：原发性肝癌。

既往病史：慢性乙型肝炎。

肿瘤分期：T1N0M0。

扫一扫，看视频

二、影像学检查结果

术前CT肝三维体积计算（图19-1）：标准肝体积1 068mL，剩余左肝体积352mL，残肝体积占标准肝体积约33%。

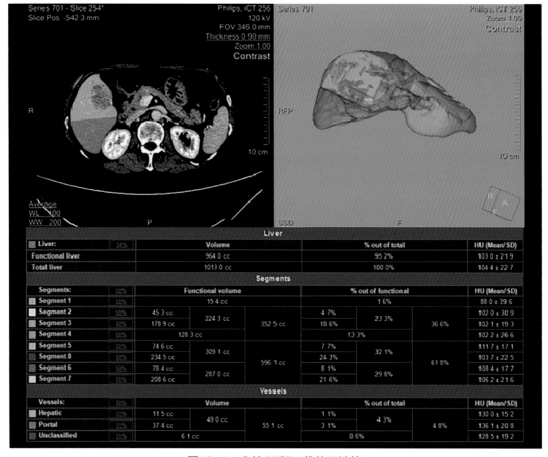

Liver:		Volume		% out of total		HU (Mean/SD)
Liver:	24%					
Functional liver		964 0 cc		95 2%		103 0 ± 21 9
Total liver		1013 0 cc		100 0%		104 4 ± 22 7

Segments							
Segments:	50%	Functional volume			% out of functional		HU (Mean/SD)
Segment 1	50%	15 4 cc			1 6%		88 0 ± 39 6
Segment 2	50%	45 3 cc	224 3 cc	352 5 cc	4 7%	23 3%	36 6%	102 0 ± 30 9
Segment 3	50%	178 9 cc			18 6%			102 1 ± 19 3
Segment 4	50%	128 3 cc			13 3%			102 2 ± 26 6
Segment 5	50%	74 6 cc	309 1 cc	596 1 cc	7 7%	32 1%	61 8%	111 7 ± 17 1
Segment 8	50%	234 5 cc			24 3%			103 7 ± 22 5
Segment 6	50%	78 4 cc	287 0 cc		8 1%	29 8%		108 4 ± 17 7
Segment 7	50%	208 6 cc			21 6%			106 2 ± 21 6

Vessels							
Vessels:	50%	Volume		% out of total		HU (Mean/SD)	
Hepatic	31%	11 5 cc	49 0 cc	1 1%	4 3%	4 8%	130 0 ± 15 2
Portal	31%	37 4 cc	55 1 cc	3 1%			136 1 ± 20 8
Unclassified	31%	6 1 cc		0 6%			128 5 ± 19 2

图19-1　术前CT肝三维体积计算

三、手术概况

患者体位：头高脚低分腿位。

Trocar位置：见图19-2。

切肝方法：解剖法。

切肝器械：超声刀、百克钳、Endo-GIA。

血流控制：Pringle法联合右半肝肝蒂Glisson鞘内阻断。

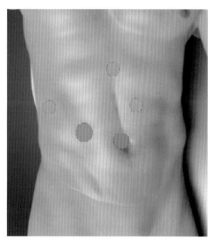

● 观察孔
● 主操作孔
● 辅助操作孔

图19-2　Trocar孔布局

四、关键步骤

（1）切除胆囊，Glisson鞘内解剖肝右动脉及门静脉右支主干。

（2）Glisson鞘内阻断右半肝肝蒂，右半肝缺血，标记切除线。

（3）沿缺血带及肝中静脉左侧离断右半肝侧断面，切除肝中静脉远端。

（4）利用Endo-GIA离断肝右静脉。

（5）移除标本。

五、学习要点

（1）Glisson鞘内解剖并游离右半肝肝蒂的方法。

（2）阻断右半肝肝蒂、显示右半肝缺血带的方法。

（3）利用Endo-GIA离断肝右静脉的方法。

（4）超声刀联合百克钳沿肝中静脉左侧离断肝实质的方法。

（5）扩大右半肝切除注意肝中静脉主干离断点的选择，兼顾肝静脉回流与剩余肝体积。

第二十章　腹腔镜扩大左半肝联合Spiegelian叶切除术

一、患者相关信息

基本信息：女，48岁，身高162cm，体重55.8kg。

主诉：上腹部不适4周。

术前诊断：胆管细胞癌。

既往病史：肝囊肿。

肿瘤分期：T1N0M0。

扫一扫，看视频

二、影像学检查结果

术前CT（图20-1）：肝左叶肿瘤，肿瘤大小约6cm×5cm，肿瘤侵犯肝中静脉及肝尾状叶，另外见肝囊肿。

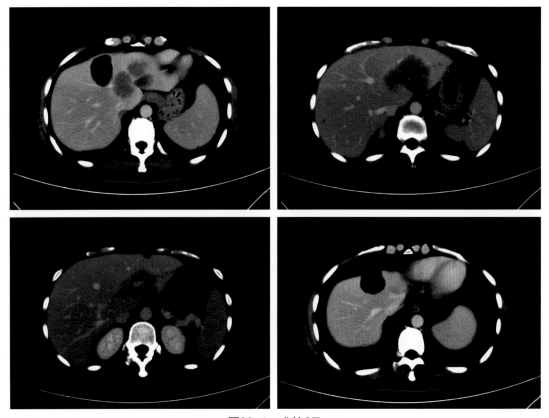

图20-1　术前CT

三、手术概况

患者体位：平卧分腿位。

Trocar位置：见图20-2。

切肝方法：解剖法。

切肝器械：超声刀、单极电凝、内镜下直线切割闭合器。

血流控制：Glisson鞘内结扎肝左动脉及门静脉左支，行半肝血流阻断。

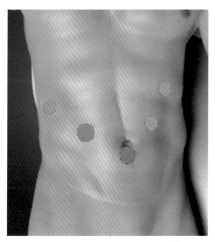

● 观察孔
● 主操作孔
● 辅助操作孔

图20-2　Trocar孔布局

四、关键步骤

（1）应用腹腔镜超声探查肿瘤的边界、肝中静脉主干的投影。

（2）Glisson鞘内分离并结扎肝左动脉、门静脉左支主干。

（3）根据左肝缺血带标记切除线。

（4）肝实质离断首先离断V5静脉，切除肝中静脉主干。

（5）游离并结扎Spiegelian叶肝短静脉，在下腔静脉前方整块切除左半肝联合Spiegelian叶。

（6）应用内镜下直线切割闭合器一次闭合离断肝中静脉及肝左静脉共干。

五、学习要点

（1）合理的Trocar布局。

（2）左肝蒂Glisson鞘内分离的方法，首先离断肝左动脉，方便显露门静脉左支主干。

（3）游离Spiegelian叶肝短静脉的方法。

（4）扩大左半肝切除肝实质离断平面的方法。

（5）整体切除左半肝及Spiegelian叶方法。

（6）离断静脉韧带，方便显露肝左静脉、肝中静脉共干。

第二十一章 腹腔镜扩大右肝后叶切除术

一、患者相关信息

基本信息：男，42岁，身高171cm，体重67.8kg。

主诉：发现肝占位7天。

术前诊断：肝细胞癌，慢性乙型肝炎。

既往病史：慢性乙型肝炎病史10余年。

肿瘤分期：T2N0M0。

扫一扫，看视频

二、影像学检查结果

术前MR（图21-1）：右肝后叶见两个病灶，大小分别约为4.3cm×3.3cm、1.8cm×1.7cm，考虑肝细胞癌并肝内转移。

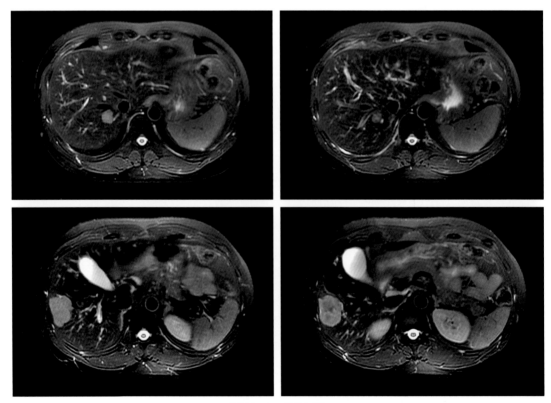

图21-1 术前MR

三、手术概况

患者体位：右侧垫高30°，卧位，右手臂悬吊。

Trocar位置：见图21-2。

切肝方法：解剖法。

切肝器械：超声刀、百克钳、内镜下直线切割闭合器。

血流控制：右后肝蒂Glisson鞘外阻断。

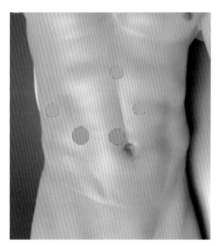

● 观察孔
● 主操作孔
● 辅助操作孔

图21-2　Trocar孔布局

四、关键步骤

（1）打开下腔静脉前平面，离断部分尾状突。

（2）暴露右后肝蒂后利用"哈巴狗"钳阻断右后肝蒂。

（3）原位离断肝实质，减少肿瘤破裂的可能。

（4）离断部分S8段肝实质，全程敞开肝右静脉主干前壁。

（5）利用内镜下直线切割闭合器离断右后肝蒂。

（6）利用内镜下直线切割闭合器离断肝右静脉主干。

（7）离断右侧三角韧带、右侧肝肾韧带，移除标本。

五、学习要点

（1）合理的体位和Trocar布局。

（2）分离和显露右后肝蒂的方法：显露下腔静脉前平面及离断部分尾状突。

（3）全程敞开肝右静脉主干前壁，注意利用超声刀分离静脉主干的方法。

（4）利用内镜下直线切割闭合器离断右后肝蒂的时机。

（5）原位右肝后叶切除的方法，重点是切除顺序。

第二十二章　腹腔镜单独肝段切除术

第一节　腹腔镜肝1段切除术

一、患者相关信息

基本信息：男，69岁，身高171cm，体重63.8kg。

主诉：肝细胞癌介入术后2个月。

术前诊断：肝细胞癌，AE术后。

既往病史：慢性乙型肝炎病史10余年。

肿瘤分期：T1N0M0。

扫一扫，看视频

二、影像学检查结果

术前MR（图22-1）：左肝尾状叶肿瘤，肿瘤大小约为3.5cm×2.5cm，考虑肝细胞癌。

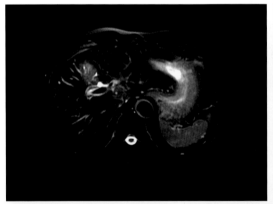
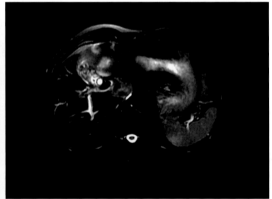
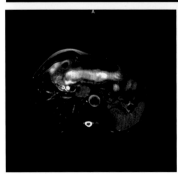
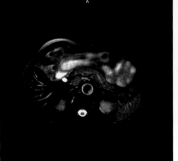
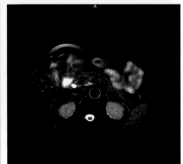

图22-1　术前MR

三、手术概况

患者体位：平卧分腿位。

Trocar位置：见图22-2。

切肝方法：解剖法。

切肝器械：超声刀、百克钳。

血流控制：Pringle法。

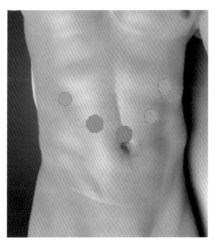

● 观察孔
● 主操作孔
● 辅助操作孔

图22-2　Trocar孔布局

四、关键步骤

（1）离断远心侧肝短静脉。

（2）离断下腔静脉旁部，方便肝实质内显露Spiegelian叶肝蒂。

（3）妥善处理Spiegelian叶肝蒂。

（4）利用超声刀离断肝实质。

五、学习要点

（1）显露的要点：对于巨大肿瘤，缝线悬吊肝静脉韧带，翻转左肝外叶。

（2）尾状叶肝蒂的妥善结扎。

（3）粗大肝短静脉的处理。

（4）肝实质离断后处理粗大肝短静脉，可降低处理难度。

第二节　腹腔镜肝2段切除术

一、患者相关信息

基本信息：男，46岁，身高170cm，体重61.8kg。

主诉：发现肝占位3天。

术前诊断：肝细胞癌，乙型肝炎后肝硬化（代偿期）。

既往病史：慢性乙型肝炎病史20余年。

肿瘤分期：T1N0M0。

扫一扫，看视频

二、影像学检查结果

术前MR（图22-3）：S2段占位，肿瘤大小约3.5cm×2.3cm，考虑肝细胞癌。

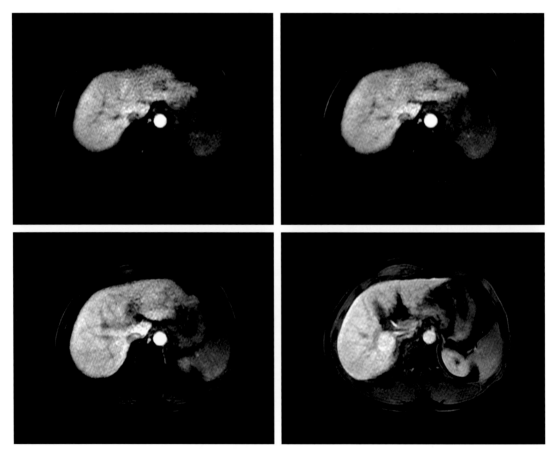

图22-3　术前MR

三、手术概况

患者体位：平卧分腿位。

Trocar位置：见图22-4。

切肝方法：解剖法。

切肝器械：超声刀、百克钳。

血流控制：Pringle法。

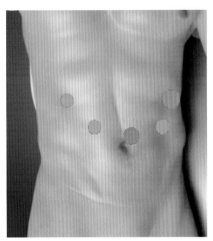

● 观察孔
● 主操作孔
● 辅助操作孔

图22-4　Trocar孔布局

四、关键步骤

（1）应用Pringle法阻断第一肝门。

（2）应用术中超声定位肝左静脉主干投影。

（3）沿肝左静脉主干离断肝实质，肝实质内结扎S2段肝蒂。

（4）紧贴肝左静脉主干离断S2段静脉属支。

五、学习要点

（1）应用术中超声定位肝左静脉主干，沿肝左静脉主干离断肝实质。

（2）肝左静脉全程显露技巧。

（3）注意勿损伤左膈下静脉。

第三节　腹腔镜肝3段切除术

一、患者相关信息

基本信息：女，53岁，身高162cm，体重50.8kg。

主诉：发现肝占位3天。

术前诊断：肝细胞癌，乙型肝炎后肝硬化（代偿期）。

既往病史：慢性乙型肝炎病史20余年。

肿瘤分期：T1N0M0。

扫一扫，看视频

二、影像学检查结果

术前MR（图22-5）：S3段结节，结节大小约1.6cm×1.5cm，考虑肝细胞癌。

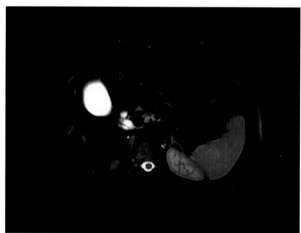

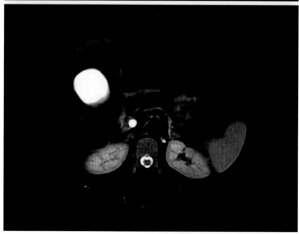

图22-5　术前MR

三、手术概况

患者体位：平卧分腿位。

Trocar位置：见图22-6。

切肝方法：解剖法。

切肝器械：超声刀、百克钳。

血流控制：Pringle法。

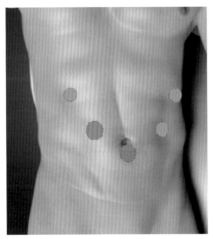

● 观察孔
● 主操作孔
● 辅助操作孔

图22-6　Trocar孔布局

四、关键步骤

（1）应用Pringle法阻断第一肝门。

（2）应用术中超声定位肝左静脉主干投影。

（3）分离S3段肝蒂，根据缺血带确定切除平面。

五、学习要点

（1）合理的Trocar布局，整体向左上方调整。

（2）分离S3段肝蒂，根据缺血带确定切除平面。

（3）断肝与止血装置——超声刀与百克钳的运用。

第四节　腹腔镜肝4段切除术

扫一扫，看视频

一、患者相关信息

基本信息：女，43岁，身高163cm，体重45.8kg。

主诉：发现肝占位7天。

术前诊断：肝细胞癌，乙型肝炎后肝硬化（代偿期）。

既往病史：慢性乙型肝炎病史20余年。

肿瘤分期：T1N0M0。

二、影像学检查结果

术前B超（图22-7）：S4段结节，结节大小约2.0cm×1.5cm，考虑肝细胞癌。

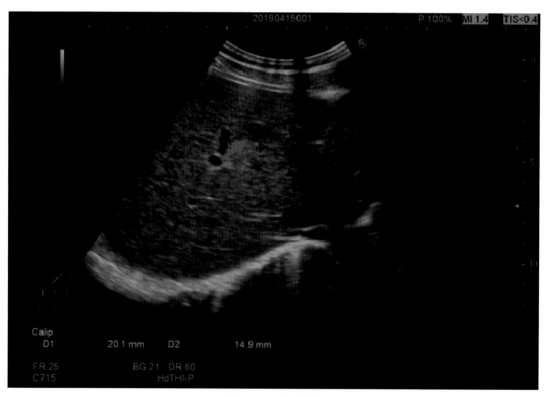

图22-7　术前B超

三、手术概况

患者体位：平卧分腿位。

Trocar位置：见图22-8。

切肝方法：解剖法。

切肝器械：超声刀、百克钳。

血流控制：Pringle法。

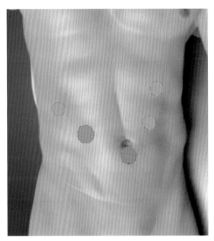

● 观察孔
● 主操作孔
● 辅助操作孔

图22-8　Trocar孔布局

四、关键步骤

（1）应用Pringle法阻断第一肝门。

（2）应用术中超声定位肝中静脉主干投影及肿瘤的边界。

（3）分离S4段肝蒂，根据缺血带确定右侧切除平面。

（4）紧贴肝中静脉主干，分离S4段侧壁。

五、学习要点

（1）合理的Trocar布局。

（2）分离S4段肝蒂，根据缺血带确定右侧切除平面的方法。

（3）断肝与止血装置——超声刀与百克钳的运用。

（4）注意S4段有8～10支Glisson鞘肝蒂。

第五节　腹腔镜肝5段切除术

一、患者相关信息

基本信息：女，54岁，身高163cm，体重56.2kg。

主诉：右上腹胀痛不适半年。

术前诊断：肝血管瘤。

既往病史：无。

扫一扫，看视频

二、影像学检查结果

术前CT（图22-9）：S5段占位，肿瘤大小约6.9cm×5.1cm，考虑肝血管瘤。

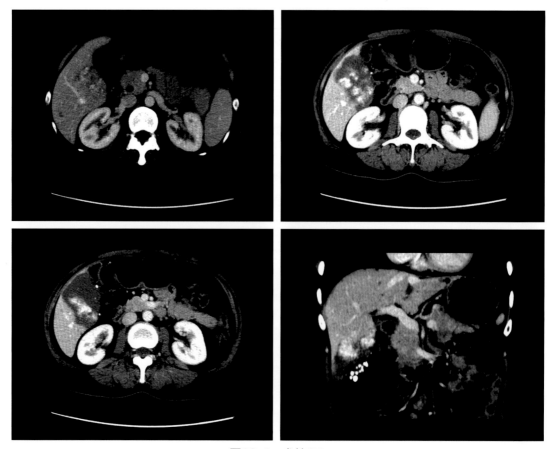

图22-9　术前CT

三、手术概况

患者体位：平卧分腿位。

Trocar位置：见图22-10。

切肝方法：利用超声刀离断肝实质。

切肝器械：超声刀、单极电凝。

血流控制：Pringle法联合S5段肝蒂Glisson鞘外阻断。

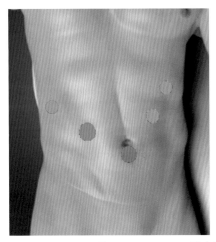

● 观察孔
● 主操作孔
● 辅助操作孔

图22-10　Trocar孔布局

四、关键步骤

（1）切除胆囊，应用术中超声标记肝血管瘤的边界。

（2）阻断第一肝门后首先离断左侧断面。

（3）肝实质内处理S5段各个分支肝蒂。

（4）离断头侧断面，显露肝右静脉主干。

（5）离断右侧断面，左、右侧断面"会师"，结扎主要回流静脉后移除标本。

五、学习要点

（1）肝S5段切除的基本手术流程。

（2）肝实质内寻找S5段肝蒂的方法。

（3）切除顺序为左侧断面、头侧断面、右侧断面。

（4）最后处理肝右静脉的分支可减少术中出血。

第六节 腹腔镜肝6段切除术

一、患者相关信息

扫一扫，看视频

基本信息：男，54岁，身高175cm，体重63.2kg。

主诉：发现肝占位7天。

术前诊断：原发性肝癌，慢性乙型肝炎，乙型肝炎后肝硬化。

既往病史：慢性乙型肝炎20年。

肿瘤分期：T1N0M0。

二、影像学检查结果

术前MR（图22-11）：S6段占位，肿瘤大小约1.2cm×1.3cm，考虑肝癌。

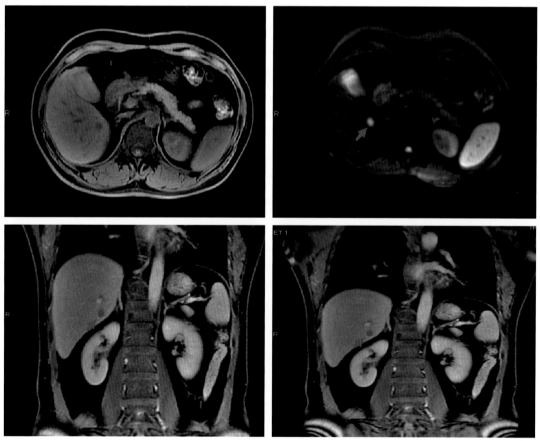

图22-11 术前MR

三、手术概况

患者体位：平卧分腿位。

Trocar位置：见图22-12。

切肝方法：利用超声刀离断肝实质。

切肝器械：超声刀、单极电凝。

血流控制：Pringle法联合S6段肝蒂Glisson鞘外阻断。

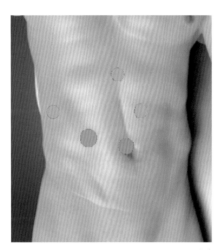

● 观察孔
● 主操作孔
● 辅助操作孔

图22-12　Trocar孔布局

四、关键步骤

（1）切除胆囊，下降肝门板，Glisson鞘外预阻断S6段肝蒂。

（2）Glisson鞘外阻断游离结扎S6段肝蒂，S6段缺血，标记切除线。

（3）沿缺血带离断S6段肝断面。

（4）离断S6段肝蒂。

（5）移除标本。

五、学习要点

（1）下降肝门板的方法。

（2）Glisson鞘外游离S6段肝蒂的方法。

（3）超声刀联合单极电凝离断肝实质的方法。

（4）肝S6段切除的基本手术流程。

第七节 腹腔镜肝7段切除术

扫一扫，看视频

一、患者相关信息

基本信息：男，63岁，身高173cm，体重68.8kg。

主诉：发现肝占位5天。

术前诊断：肝细胞癌，慢性乙型肝炎。

既往病史：慢性乙型肝炎病史20余年。

肿瘤分期：T1N0M0。

二、影像学检查结果

术前MR（图22-13）：S7段结节，结节大小约1.7cm×1.7cm，考虑肝细胞癌。

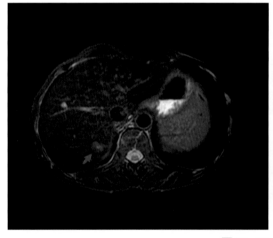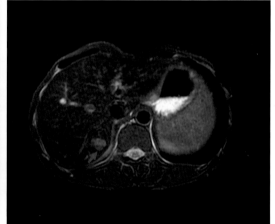

图22-13　术前MR

三、手术概况

患者体位：右侧垫高30°卧位，右手臂悬吊。

Trocar位置：见图22-14。

切肝方法：解剖法。

切肝器械：超声刀、百克钳、内镜下直线切割闭合器。

血流控制：Pringle法。

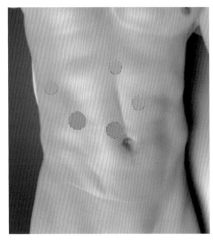

● 观察孔
◐ 主操作孔
● 辅助操作孔

图22-14　Trocar孔布局

四、关键步骤

（1）应用Pringle法阻断第一肝门。

（2）应用术中超声定位肝右静脉主干投影及肿瘤的准确位置。

（3）根据术中超声定位切除线。

（4）离断远心侧横断面，结扎S7段肝蒂。

（5）左侧断面注意尽早寻找肝右静脉主干，依次结扎分支静脉。

五、学习要点

（1）合理的Trocar布局，整体向右上方调整。

（2）合理的体位，右侧垫高30°。

（3）术中超声的准确定位。

（4）断肝与止血装置——超声刀与百克钳的运用。

（5）对于粗大肝静脉分支，使用内镜下直线切割闭合器提高切肝速度。

第八节　腹腔镜肝8段切除术

一、腹腔镜肝8段切除术（ICG荧光反染色）

（一）患者相关信息

基本信息：男，49岁，身高174cm，体重65.8kg。

主诉：发现肝占位2周。

术前诊断：肝细胞癌，慢性乙型肝炎。

既往病史：慢性乙型肝炎病史10年。

肿瘤分期：T1N0M0。

（二）影像学检查结果

术前CT（图22-15）：肝S8段，肿瘤直径约2.3cm，考虑肝细胞癌。

扫一扫，看视频

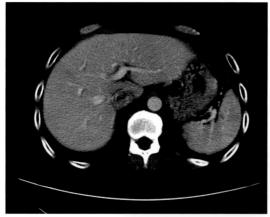
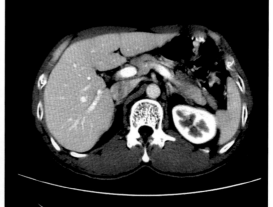
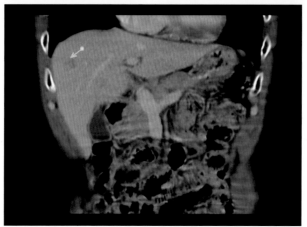

图22-15　术前CT

（三）手术概况

患者体位：平卧分腿位。

Trocar位置：见图22-16。

切肝方法：解剖法。

切肝器械：超声刀、单极电凝、Endo-GIA。

血流控制：Glisson鞘外分离右前肝蒂行血流阻断。

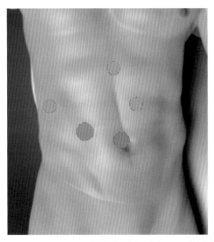

● 观察孔
● 主操作孔
● 辅助操作孔

图22-16 Trocar孔布局

（四）关键步骤

（1）Glisson鞘外分离右前肝蒂，阻断后判定S8段左、右侧缺血带。

（2）通过ICG荧光反染色，定位肿瘤左、右侧边界。

（3）肝实质内寻找S8段肝蒂，结扎后判定缺血带。

（4）超声刀联合单极电凝离断肝实质。

（5）妥善处理S8段前裂间静脉等较粗分支静脉。

（五）学习要点

（1）右前肝蒂Glisson鞘外分离技术。

（2）根据阻断后的缺血带判定S8段左、右侧断面。

（3）腹腔镜下ICG荧光反染色方法。

（4）经肝实质入路寻找S8段肝蒂的方法，注意首先离断S8段远心侧断面及左侧断面，在肝中静脉的右侧断面寻找肝蒂。

二、腹腔镜肝8段切除术（肝中裂入路）

扫一扫，看视频

（一）患者相关信息

基本信息：男，46岁，身高172cm，体重63.8kg。

主诉：S5段肝细胞癌射频术后2年，发现S8段占位。

术前诊断：肝细胞癌，肝细胞癌射频术后，慢性乙型肝炎。

既往病史：慢性乙型肝炎病史15年。

肿瘤分期：T1N0M0。

（二）影像学检查结果

术前MR（图22-17）：右肝前叶（S5段与S8段交界）结节呈消融术后改变，未见肿瘤组织存活；肝S8段近肝缘处新发结节，结节直径2cm，拟肝细胞癌。

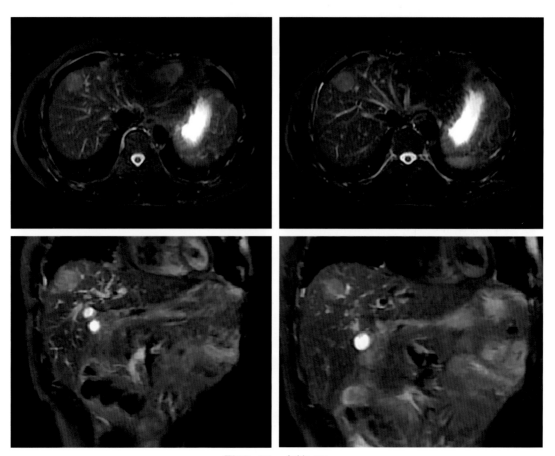

图22-17　术前MR

（三）手术概况

患者体位：平卧分腿位。

Trocar位置：见图22-18。

切肝方法：解剖法。

切肝器械：超声刀、Endo-GIA。

血流控制：沿肝中裂劈开，寻找S8段肝蒂后结扎。

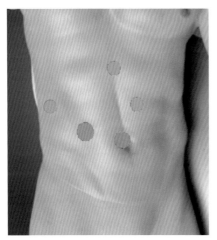

● 观察孔
● 主操作孔
● 辅助操作孔

图22-18　Trocar孔布局

（四）关键步骤

（1）沿肝中裂劈开肝实质。

（2）通过劈开的肝实质精准寻找S8段肝蒂各个分支。

（3）通过逐一结扎S8段肝蒂各个分支，精准判断切除边界。

（4）紧贴肝右静脉主干，完成右侧断面离断。

（5）移除标本。

（五）学习要点

（1）全程显露右前肝蒂，精准显露S8段肝蒂各个分支。

（2）肝中静脉全程的显露。

（3）沿肝中裂劈开有利于尾侧入路肝中静脉主干的显露与止血。

三、腹腔镜肝8段切除术（肝实质优先入路）

（一）患者相关信息

基本信息：男，57岁，身高171cm，体重63.8kg。

主诉：发现肝占位1周。

术前诊断：肝细胞癌，慢性乙型肝炎。

既往病史：慢性乙型肝炎病史10年。

肿瘤分期：T1N0M0。

（二）影像学检查结果

术前CT（图22-19）：肝S8段肿瘤大小约3.8cm×3.5cm，考虑肝细胞癌。

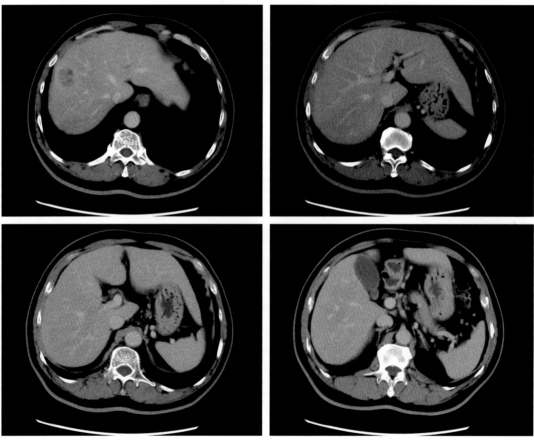

图22-19 术前CT

（三）手术概况

患者体位：平卧分腿位。

Trocar位置：见图22-20。

切肝方法：解剖法。

切肝器械：超声刀、百克钳、内镜下直线切割闭合器。

血流控制：Pringle法。

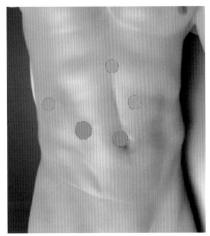

●　观察孔
●　主操作孔
●　辅助操作孔

图22-20　Trocar孔布局

（四）关键步骤

（1）应用术中超声定位肝中静脉、肝右静脉投影，定位肿瘤的边界。

（2）紧贴肝中静脉投影劈开肝实质，离断S5、S8段间静脉后显露S8段腹侧支肝蒂。

（3）闭合离断S8段腹侧支肝蒂，显露S8段背侧支肝蒂，阻断后标记缺血带。

（4）离断部分右侧断面后应用内镜下直线切割闭合器离断S8段背侧支，并离断S8段回流肝右静脉的属支。

（5）肝断面止血。

（五）学习要点

（1）经肝实质入路行S8段切除的基本手术流程。

（2）寻找S8段腹侧支肝蒂的方法：注意紧贴肝中静脉离断S5、S8段间静脉后方可显露S8段肝蒂。

（3）S8段肝蒂的各个分支型：腹侧支、背侧支、外侧支。

（4）S8段切除的右侧断面是S8段背侧支阻断后的缺血带。

（5）S8段回流肝中静脉及肝右静脉主要分支的走行。

第二十三章　腹腔镜联合肝段切除术

第一节　超声引导下腹腔镜肝4段联合5、8段腹侧区切除术

扫一扫，看视频

一、患者相关信息

基本信息：男，60岁，身高175cm，体重68kg。

主诉：发现肝占位2周。

术前诊断：原发性肝癌。

既往病史：慢性乙型肝炎病史20年。

肿瘤分期：T1N0M0。

二、影像学检查结果

术前CT（图23-1）：拟肝S5、S8段肝癌，肿瘤大小约4.8cm×4.5cm。

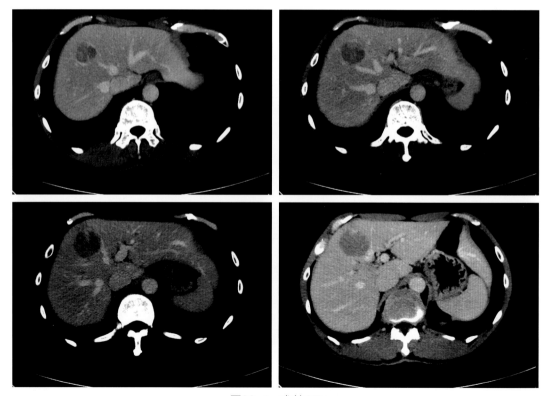

图23-1　术前CT

三、手术概况

患者体位：平卧分腿位。

Trocar位置：见图23-2。

切肝方法：解剖法。

切肝器械：超声刀、百克钳。

血流控制：Pringle法。

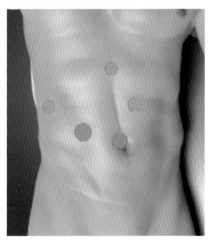

⬤ 观察孔
⬤ 主操作孔
⬤ 辅助操作孔

图23-2　Trocar孔布局

四、关键步骤

（1）应用腹腔镜超声定位肿瘤边界、肝中静脉投影。

（2）阻断第一肝门，紧贴镰状韧带离断肝实质。

（3）依次处理S4段各分支肝蒂，离断V8静脉。

（4）离断右侧断面，闭合处理S8段腹侧支肝蒂。

（5）根据S8段腹侧支缺血带离断右侧断面。

五、学习要点

（1）术中超声的应用。

（2）S8段解剖要点，背侧支与腹侧支的分界。

（3）根据腹侧支结扎后缺血带决定离断平面。

（4）前裂间静脉的解剖意义。

第二节　腹腔镜肝4段联合5、8段腹侧区切除术

一、患者相关信息

扫一扫，看视频

基本信息：男，52岁，身高172cm，体重67kg。

主诉：发现肝占位1周。

术前诊断：原发性肝癌。

既往病史：慢性乙型肝炎病史20年。

肿瘤分期：T1N0M0。

二、影像学检查结果

术前CT（图23-3）：拟肝S4、S5段肝癌，肿瘤大小约4.0cm×4.1cm。

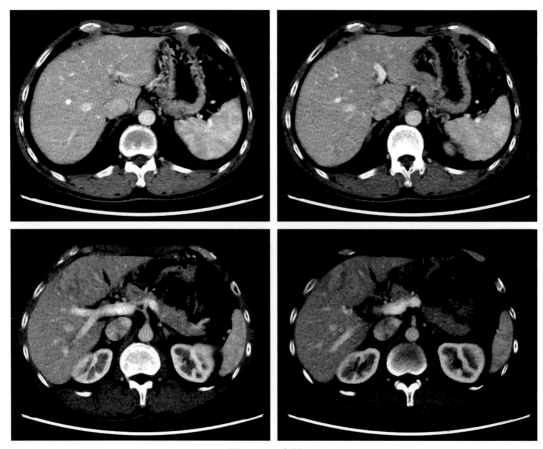

图23-3　术前CT

三、手术概况

患者体位：平卧分腿位。

Trocar位置：见图23-4。

切肝方法：解剖法。

切肝器械：超声刀、百克钳。

血流控制：Pringle法。

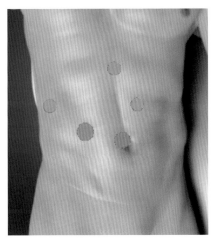

● 观察孔
● 主操作孔
● 辅助操作孔

图23-4　Trocar孔布局

四、关键步骤

（1）应用腹腔镜超声定位肿瘤边界、肝中静脉投影。

（2）Glisson鞘外分离S4段肝蒂，标记S4段缺血带。

（3）Glisson鞘外分离S5段腹侧支肝蒂，标记S5段腹侧区缺血带。

（4）紧贴镰状韧带离断肝实质，依次结扎S4段肝蒂，闭合离断肝中静脉主干。

（5）离断右侧断面，离断S5段腹侧支肝蒂及S8段腹侧支肝蒂。

（6）应用脚侧、头侧双入路相结合的方式离断右侧断面。

五、学习要点

（1）下降肝门板的方法。

（2）学习S4段和S5、S8段腹侧支解剖要点，背侧支与腹侧支的分界。

（3）根据腹侧支结扎后缺血带确定离断平面。

（4）应用脚侧、头侧双入路相结合的方法离断右侧断面。

第三节　腹腔镜肝4a+8v段切除术

扫一扫，看视频

一、患者相关信息

基本信息：女，56岁，身高164cm，体重49.8kg。

主诉：体检发现肝占位5天。

术前诊断：原发性肝癌。

既往病史：慢性乙型肝炎病史多年。

肿瘤分期：T1N0M0。

二、影像学检查结果

术前MR（图23-5）：S8段结节，靠近S4段，结节大小约2.1cm×2.0cm，考虑肝细胞癌。

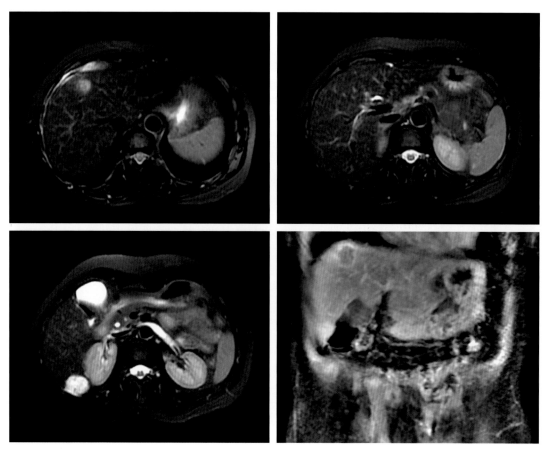

图23-5　术前MR

三、手术概况

患者体位：平卧分腿位。

Trocar位置：见图23-6。

切肝方法：解剖法。

切肝器械：超声刀、单极电凝、内镜下直线切割闭合器。

血流控制：腹腔镜Pringle法。

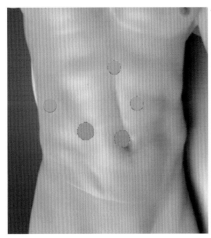

● 观察孔
● 主操作孔
● 辅助操作孔

图23-6　Trocar孔布局

四、关键步骤

（1）在镰状韧带右侧离断肝实质。

（2）肝实质内寻找肝中静脉主干，根部应用Endo-GIA离断。

（3）肝实质内寻找S8段腹侧支。

（4）根据缺血带精准离断肝实质。

（5）移除标本。

五、学习要点

（1）术中超声的使用。

（2）肝实质内寻找肝中静脉主干的方法。

（3）肝实质内寻找并结扎肝S8段的肝蒂。

（4）根据肝段肝蒂结扎精准离断肝实质的方法。

第四节　腹腔镜肝5、6段切除术

一、患者相关信息

基本信息：女，58岁，身高164cm，体重55.8kg。

主诉：体检发现肝占位15天。

术前诊断：肝细胞癌。

既往病史：慢性乙型肝炎病史10年。

肿瘤分期：T1N0M0。

扫一扫，看视频

二、影像学检查结果

术前CT（图23-7）：S5、S6段肝细胞癌，肿瘤大小约2.2cm×1.8cm。

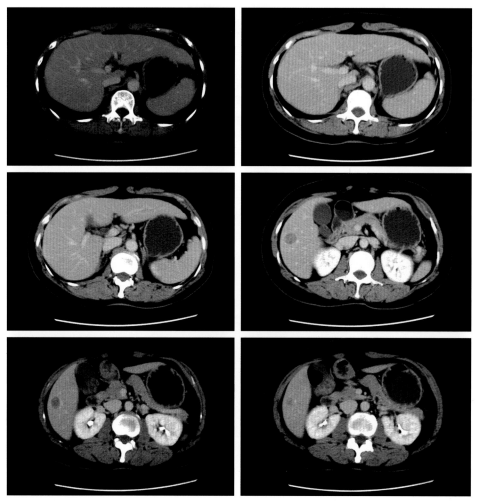

图23-7　术前CT

三、手术概况

患者体位：平卧分腿位。

Trocar位置：见图23-8。

切肝方法：解剖法。

切肝器械：超声刀、Endo-GIA。

血流控制：腹腔镜Pringle法联合S5、S6段肝蒂肝内结扎。

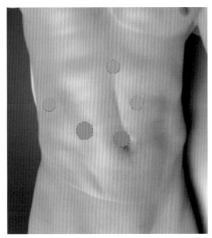

● 观察孔
● 主操作孔
● 辅助操作孔

图23-8　Trocar孔布局

四、关键步骤

（1）肝实质内寻找S5段肝蒂。

（2）通过结扎的S5段肝蒂判断离断平面。

（3）肝实质内寻找并离断S6段肝蒂，通过缺血带判断S6、S7段间缺血带。

（4）最后应用Endo-GIA离断肝右静脉主干及主要分支。

（5）移除标本。

五、学习要点

（1）通过肝内结扎S5、S6段肝蒂精准判断切肝平面。

（2）肝右静脉主干最后离断可极大减少出血。

（3）肝实质离断方法。

第五节　腹腔镜肝6、7、8段切除术

一、患者相关信息

基本信息：男，69岁，身高172cm，体重66.8kg。

主诉：体检发现肝占位10余天。

术前诊断：原发性肝癌。

既往病史：慢性乙型肝炎病史多年。

肿瘤分期：T1N0M0。

二、影像学检查结果

术前CT（图23-9）：右肝癌，肿瘤最大直径7.7cm，主要位于S6、S7、S8段。

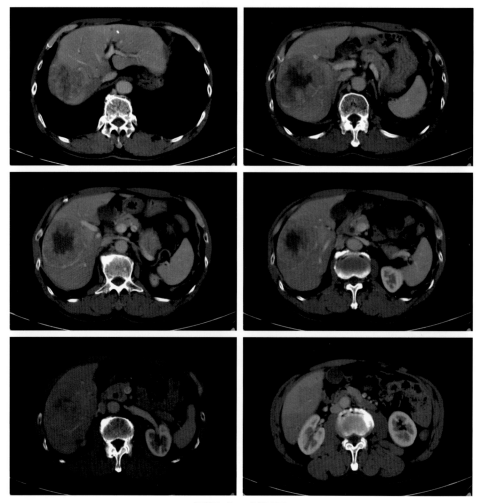

图23-9　术前CT

三、手术概况

患者体位：平卧分腿位。

Trocar位置：见图23-10。

切肝方法：解剖法。

切肝器械：超声刀、单极电凝、内镜下直线切割闭合器。

血流控制：腹腔镜Pringle法。

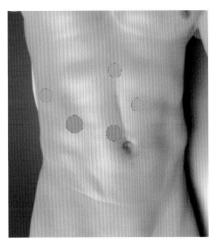

⬤ 观察孔
⬤ 主操作孔
⬤ 辅助操作孔

图23-10　Trocar孔布局

四、关键步骤

（1）切除胆囊，肝实质内寻找右肝后叶主干肝蒂。

（2）应用Endo-GIA离断右肝后叶肝蒂。

（3）肝实质内寻找S8段背侧支及腹侧支，逐一离断。

（4）应用Endo-GIA离断肝右静脉主干、肝短静脉。

（5）移除标本。

五、学习要点

（1）应用术中超声定位S5、S8段分界线。

（2）肝实质内寻找右肝后叶肝蒂的方法。

（3）寻找并定位肝右静脉主干的方法。

（4）精准离断S8段背侧支与腹侧支的方法，注意保护S5段肝蒂。

（5）腹腔镜下精准判断断肝平面的方法。